●教育部人文社会科学一般项目(20YJC890053)
●陕西省社会科学基金项目(2020Q009)

运动学习与控制理论促进运动表现的神经心理学研究

朱文斐　著

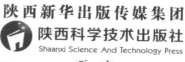

陕西新华出版传媒集团
陕西科学技术出版社
Shaanxi Science And Technology Press
——— 西 安 ———

图书在版编目(CIP)数据

运动学习与控制理论促进运动表现的神经心理学研究/
朱文斐著. —西安:陕西科学技术出版社,2021.6
ISBN 978-7-5369-8099-0

Ⅰ.①运… Ⅱ.①朱… Ⅲ.①运动医学-康复医学-研究
②神经心理学-研究 Ⅳ.①R87 ②B845.1

中国版本图书馆 CIP 数据核字(2021)第 100182 号

运动学习与控制理论促进运动表现的神经心理学研究

朱文斐 著

责任编辑 张 戬 焦 洁
封面设计 曾 珂

出版者 陕西新华出版传媒集团 陕西科学技术出版社
西安市曲江新区登高路 1388 号陕西新华出版传媒产业大厦 B 座
电话(029)87205187 传真(029)81205155 邮编 710061
http://www.snstp.com
发行者 陕西新华出版传媒集团 陕西科学技术出版社
电话(029)81205180 81206809
印刷者 广东虎彩云印刷有限公司
规 格 787mm×1092mm 16 开本
印 张 9.5
字 数 200 千字
版 次 2021 年 6 月第 1 版
2022 年 1 月第 1 次印刷
书 号 ISBN 978-7-5369-8099-0
定 价 39.80 元

前　言

PREFACE

在体育科学领域,大多数人都听说过生物力学家、人体运动学家、体育教育家、运动心理学家和运动生理学家,但并没有听说过运动行为学家。然而,运动行为学知识对每一个子学科都非常有用,通过运动行为学可以增强实践者的应用技能。这本书的目的是用非常实际的方式展示运动行为的基本知识与应用知识是如何应用于增强运动处方,如何为运动员设计更好的力量和健身计划,如何为受伤的高水平运动员制定更有效的康复计划,如何提高运动员的运动技能水平,并为运动科学研究人员的科研工作提供帮助。

那么,运动行为到底是什么？它如何能够帮助学生和相关研究人员提高知识、技能和能力呢？简而言之,运动行为指的是大脑和神经系统的其他部分是如何通过肌肉骨骼系统产生和控制的有目的的随意运动。这些动作可以是像眨眼一样细微的动作,也可以是像举重一样具有爆发性的动作。运动行为的研究包括了解神经系统和肌肉系统的生理机能,但是眨眼的例子表明,动机、意图和其他认知行为会影响我们的运动。认知行为对我们运动的影响构成了身心连接的基础。通过对心智和身体的独立理解,实践者可以设计程序来改善彼此,但是只有精明的实践者才能理解身心之间的联系,并设计出解决整体问题的程序。因为整体过程非常重要,并且大于部分的总和。

运动行为研究领域存在一定程度的统一问题,不同研究者会根据研究的对象的不同冠以不同的名称。运动技能与学习控制是用来描述运动行为中更多认知("注意")成分的术语,这些术语常用于认知心理学和体育教学当中。运动控制、神经肌肉控制、神经力学和运动神经科学是指更多的运动行为生理（"身体"）方面的术语。"运动行为"一词之所以在这里使用，是因为它在识别运动的生理和心理方面更具描述性。这本书的重点在于应用。基本的科学知识和理论都包括在内，但编写的主要原则是理解如何在运动和体育科学环境中实际应用运动行为。值得注意的是，本书缺乏对神经肌肉生理学的深度覆盖，作者假定读者都具有基本的解剖学和生理学基础，包括神经系统和肌肉骨骼系统，以及运动人体科学或生物力学基础。

　　本书首先研究的是有助于运动的生理方面——我们称之为运动控制，然后是心理方面——我们称之为运动学习。本书的重点是弄清楚这两者是如何协同工作的。例如，情绪和动机如何影响运动单位的激活率？为什么高级认知功能在关节损伤后恢复关节稳定性中起着关键作用？人体的本体感受能力和神经肌肉能力（例如力量）是如何影响我们的思考和行为？本书的最后一部分是对这些问题的研究述评。

作　者

2021 年 3 月

目 录

CONTENTS

第一篇　运动技能控制

1

第二篇　运动学习

第三篇　意识、身体和大脑

第一章
运动技能生理和心理学基础导论

一、引言

人类的运动方式多种多样，从使用几根肌肉纤维的轻微抽搐到使用身体中几乎所有肌肉的全身运动。动作被用来进行工作、传递信息和表达情感。肌肉也用于内部调节生理过程，如通过消化道消化食物和泵血。所有这些肌肉动作和运动都属于本书所说的运动行为的范畴。运动行为指的是人类运动的天然属性和内在原因，意味着运动的生理和心理两个方面。这些运动包括通过在空间内移动身体，保持姿势和平衡，以及运动技术操作（例如，手势、踢球）。随着注意力的集中，动作可能会变得缓慢、紧张和有意识。运动也可能是自动化的或反射性的。而这本书的重点是目标导向动作，主要包括有意识的和自发的行为，执行行为的个体意识中有一个理想的结果，想法在产生和执行动作中起着基本的作用。目标导向运动不同于胃肠道蠕动或心脏跳动这样身体的非自主运动。

◠ 运动行为具有生理和心理成分

在研究运动行为时，分别研究人体运动的两个基本组成部分，然后再作为一个整体进行研究，这样就容易了许多。运动控制即生理成分，主要与运动的系统有关，特别是神经生理系统和肌肉骨骼系统。神经肌肉控制、运动控制可同义使用。运动学习即心理成分，它强调思维在动作的习得（即学习）、计划和调整中的作用，以及信息处理和行为状态如何调节动作质量。实际上，这两个部分是同时工作的。运动控制强调"身体"中发生的事情，而对运动学习则强调"意识"中发生的变化，它们共同构成了身心连接的主要部分。

◠ 心理物理学里感觉和知觉之间是有区别的

感觉反馈处理是身心系统工作的典型表现。感觉反馈是由感觉受体和周围神经系统提供的。这些受体检测来自外部环境（如温度）和来自内部身体环境（如肌肉拉伸）的刺激。中枢神经系统收集这些信息并进行处理，这个过程称为知觉感知。感觉和知觉之所以经常被错误地交替使用，是因为我们常常不能确定实际的感觉是什么，而只能确定我们如何感知。如何识别和解释知觉和感觉的区别与联系称为心理物理学。解释知觉至关重要，因为我们解读感官信息的方式决定了我们的行动，而不是通过感官信息本身。

心理因素决定了什么样的感官信息被使用，为什么被使用，以及如何使用。情绪、推理、意图、动机和记忆是影响感官信息理解的显著心理因素。这些因素决定信息是否被储存，并决定它的意义和重要性。由于行为状态紊乱和感官检测不准确，对刺激数据的解释可能不正确。

心理物理学应用于许多不同的领域。Borg 的主观感觉等级量表（Rating of perceived exertion，RPE）和视觉模拟疼痛量表是心理物理学的应用。当有人达到 RPE 量表上的最高级时，即使心率和其他生理指标允许，递增符合的运动测试通常也会被终止。在人体工程学中，工作限制大多根据个体知觉来确定，而不是根据生理数据来设定。

二、运动技能的重要性

运动系统提供了人类与世界互动的主要方式。例如，说话、写作和"身体语言"是人类主要的交流方式，并且都依赖于神经肌肉连接过程来执行。世界上许多最美丽、最卓越的成就都是通过熟练的动作实现的，包括音乐、艺术、体育。人类用击鼓或用拳头敲打来发泄愤怒，通过温柔的触摸传达爱，通过跳跃表达喜悦。但是，除了在日常生活中获得的经验之外，我们是否有必要学习提高我们的运动控制能力的水平呢？希金斯（1991）认为，提高人体运动能力很重要，因为它提升了我们解决问题的能力，进而扩展了我们与世界互动的能力。当人们学会走路、骑自行车和开车时，运动质量在个人独立性中起着重要作用。驾驶汽车等活动中的不良运动行为可能会造成严重后果。随着年龄的增长，运动能力下降会对一个人的生活质量产生负面影响。

对于运动员和运动科学家来说，运动行为尤其重要。众所周知，在许多运动项目中，最高水平的运动员与其他高水平运动员的主要区别就在于运动行为。大多数的运动员康复项目最困难的部分不是恢复生理能力（例如，肌肉力量），而是恢复运动控制。除了标准的生理训练外，神经肌肉训练和感知训练已被证明可以减少运动员的受伤次数，提高运动成绩，提高做功效率，减少运动伤病，改善老年人的身体机能并改善许多人群的生活质量。运动技能的控制还能够影响人体的心血管健康水平，因为运动能力较好的人患心血管疾病的风险可能会降低。

三、目标导向运动的定义

运动行为的一个基本概念是目标导向运动。理解运动行为过程最实际的方法是检查和分析运动,特别是我们所说的运动技能。运动技能是指为达到目标而进行的自主的身体或肢体运动。特定的运动技能可能有大大小小的肌肉参与活动,涉及缓慢而有意识的思考或者快速反应。有时,完成这些动作时大脑皮层并没有任何明显的意识。运动技能可能表现得很差,也可以表现得很好。这里我们定义了几个术语来描述运动技能特征。

 运动技能需要运动能力,反之则不然

评估运动技能表现的质量以及运动类型很重要。运动技能表现的质量被定义为运动技术水平。有技能与有能力是有区别的,有能力被定义为个人执行任务的一般能力。例如,在跳远、棒球和许多其他运动中,跑步速度是有助于成功表现的一项重要能力,但就其本身而言,好的跑步速度并不意味着一个人会有熟练的表现。一个人的能力可能很多,但技能却很少。另一方面,拥有高水平的技能需要能力。能力不应该被认为是遗传成分,而技能则应视为是已习得的成分。能力可以分为许多种类,其中一些是遗传的,一些是后天习得的,许多是两者的结合。能力类别包括身体熟练程度(如力量、爆发力、灵活性、肺活量)、认知能力(如信息处理速度、记忆力、情绪控制)和感知运动能力(如手指灵活性、精准度和瞄准控制、多肢协调、运动感觉和平衡控制)。

 运动技能需要认知能力

知觉运动技能和心理运动技能是用来描述需要大量认知努力或感觉反馈的特定特征的运动技能的术语。根据环境的不同,它们泛指任何运动技能;根据定义,它们主要是指具有以下任何特征的动作:反应时间成分(特别是选择反应时间),要求高水平的灵巧性、精确性或准确性,要求高水平的节奏或速度控制,或要求手或手指的稳定性或速度。知觉运动技能这个术语是专门用来描述根据环境线索进行解释和选择而产生的动作,这通常不包括跑步、行走、全身平衡和协调的动作等。

协调性常常会被混淆为技能,因为一个技能熟练的运动员往往表现得协调性较好,但是两者并不是一个概念。协调性是指身体和肢体运动的模式与环境模式(例如环境中的对象和事件)之间的相对关系。协调的动作一定会考虑周围的环境以及环境中各种因素的限制。

在现实生活中,大多数运动技能是感知型的。运动、开车和在繁忙的街道上行走都需要相当大的认知控制能力。以垂直跳为例,在实验室里垂直跳跃,所需要的认知努力很少,对刺激没有反应,精确度很低,只需要很少的手臂/手/手指灵活性或协调性;另一方面,在足球比赛中,垂直跳跃作为头球运动的一部分涉及复杂的心理运动,运动员必须预测球的运动轨迹,计算跳跃的时间,有良好的空间位置感觉,准确判断跳跃瞄准头部的位置并考虑将球朝向何处(牢记队友、防守队员的位置和比赛情况)。跳跃是一个复杂的动作,成功地完成这个动作不仅仅需要爆发力和肌肉力量,还包括许多运动行为的感知部分,这些因素共同决定着运动行为的效率、协调性、适宜性和整体效果。

四、总结与应用

运动行为学主要研究运动的生理系统和心理系统,包括计划、学习和调节运动。心理和身体之间的这种联系意味着心理的想法在身体上转化为动作行为,而身体的行为进一步影响大脑的活动。运动行为学就像任何学术学科一样,研究运动中生理和心理系统之间的关系,并深入了解身心联系的实际用途。

实际应用集中在训练或同时调节这两个系统,以更好地指导高效的运动实践。

【参考文献】

[1] Shumway-Cook A,Woollacott M H. Motor Control:Theory and Practical Applications[M]. Lippincott Williams & Wilkins,2001.

[2] Magill R. Motor learning and control:Concepts and applications[M]. McGraw-Hill,2003.

[3] Mathiowetz V,Haugen J. Motor behavior research:implications for therapeutic approaches to central nervous system dysfunction[J]. The American Journal Of Occupational Therapy,1994,48(8):733 - 745.

[4] Higgins S S. Motor skill acquisition[J]. Physical Therapy,1991,71(2):123 - 139.

[5] Houston T,Meoni L,Ford D,et al,Sports ability in young men and the incidence of cardiovascular disease[J]. The American Journal of Medicine,2002,112(9):689 - 695.

运动技能控制

运动技能控制研究的是神经系统和肌肉骨骼系统的协调运动。本篇将关注这些系统作为一个整体如何工作，而不是微观的细胞水平功能，主要目的是确定神经肌肉系统工作方式的规则或准则。具体来说，本篇将集中讨论神经系统如何激活肌肉，如何做才能产生有效的动作，感觉系统的作用，反射性动作的作用以及自主运动。

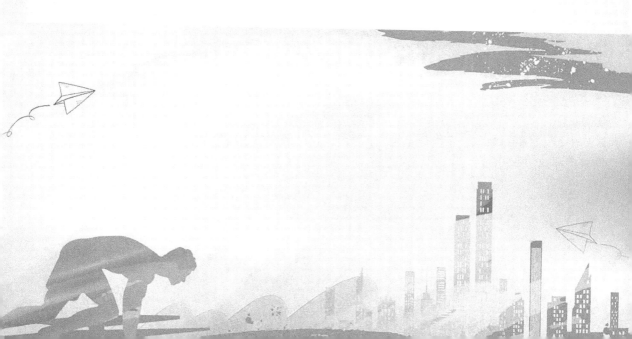

第二章

神经肌肉生理学

一、神经系统研究综述

人体神经系统可以分为中枢神经系统(central nervous system,CNS)和周围神经系统(peripheral nervous system,PNS)。CNS包括大脑和脊髓,是整个神经系统的整合和指挥中心。PNS可分为感觉分区和运动分区。其中,感觉(传入)区将信号从周围传送到中枢神经系统;运动(传出)区将来自中枢神经系统的信号传递给效应器官,即肌肉。

PNS也可分为自主(无意识)和运动(有意识)系统。在这种情况下,运动系统被定义为控制有意识运动行为的系统。自主神经系统在潜意识水平上调节身体生理功能,包括心率、通气、消化和其他涉及平滑肌和腺体的系统。自主神经系统可进一步分为交感神经系统和副交感神经系统。虽然自主神经系统在运动行为中起支持作用,但本书只做简单介绍。

C 感觉神经元、运动神经元和中间神经元定义神经元功能

神经系统的中心是神经元,也就是神经细胞。神经元细胞体(胞体)有典型的细胞器和细胞核。神经元的主要工作特征是细胞突起,树突从细胞体分支,充当其他神经元信号的接受位点,树突以分级电位的方式从突触向细胞体传导神经冲动。

轴突是单个的、较长的突起,起源于细胞体的一部分,称为轴突丘。长轴突也称为神经纤维。轴突可以分支到轴突侧支,然后进入较小的分支,称为末端分支。轴突将动作电位从细胞体传递到其他神经元的突触。大直径的轴突比小轴突传递信号更快。髓鞘使轴突绝缘,使动作电位传导速度更快。鞘层中的缝隙被称为兰氏结,有助于通过跳跃式传导的过程加快传导速度。

神经元有许多不同的分类方式。神经元按功能分类是基于神经冲动的方向,分为接近或者远离中枢神经系统。神经元的另一种结构分类是基于从体细胞发出的分

支个数分为单极、双极或多极。

在功能上,感觉神经元将来自 PNS 中感觉受体的信息传递给 CNS。这些信号通常向 CNS 延伸,因此它们是传入神经元。大多数感觉神经元是单极的,这些神经元的细胞体通常组成一个球状结构,称为神经节。脊髓神经的神经节位于脊髓外侧。运动神经元将信号从 CNS 传递到效应器官,因此叫做传出神经元。大多数多级细胞体在 CNS 内(例如,神经支配肌肉的运动神经元的细胞体在脊髓的前角),中间神经元位于运动神经元和感觉神经元之间,连接着感觉神经元和运动神经元。大多数中枢神经系统神经元是中间神经元。

神经是包裹在结缔组织鞘内的神经元纤维。神经可能只包含传入或传出纤维,但典型的脊神经同时包含传入和传出纤维。

二、动作电位的传播

 产生动作电位需要多个部位的协调工作

突触是两个神经元之间的连接,使神经元的电信号能够从一个神经元传递到另一个神经元。突触只允许信号在一个方向上通过,可能发生在轴突与树突、轴突与细胞体、轴突与轴突之间。沿着神经元链,突触越多,信号传输就越慢。单突触路径有一个突触,多突触路径多于一个突触。位于突触传递末端的神经元称为突触前神经元,接收神经元称为突触后神经元。本书将只介绍化学突触和神经肌肉接点。

沿轴突向下传递给其他神经元的电信号是动作电位。动作电位是一种生物电信号,不会随着其沿轴突的传播或从一个神经元传播到另一神经元或从神经元传播到效应器器官(如肌肉或腺体)而减弱。

突触是神经元与另一个神经元连接的特殊结构。在化学突触中,它通过从突触前膜向突触后膜传递化学物质来传递动作电位。当突触前神经元的动作电位到达突触所在的轴突末端时,它会引起突触小泡释放一种神经递质,如乙酰胆碱,乙酰胆碱穿过突触间隙(实际空间之间的神经元)结合到突触后轴突末梢。神经递质引起突触后侧兴奋,将动作电位传递到突出后神经元。

根据进入神经元的神经冲动的数量产生相应的动作电位。细胞体上的树突受到突触上的其他神经元的去极化刺激。这些刺激引起突触后神经元细胞膜以分级的方式去极化,这些去极化电流传递到轴突丘。在轴突丘处,分级电位相加,如果总电流足够强,就会产生动作电位。创建动作电位所需的电流量称为阈值水平。在给定的时间内,越多的神经元作用于突触后神经元,就能使分级去极化的总和更多,从而形成动作电位的可能性更大。

 动作电位的产生与时间、空间的总和以及 EPSP/IPSP 比值

去极化刺激可以是兴奋性突触后电位（excitatory postsynaptic potentials，EP-SPs）或抑制性突触后电位（inhibitory postsynaptic potentials，IPSPs）的。EPSPs 的求和可以随时间从单个突触前传入或几个不同的传入刺激进行（空间求和或时间求和）。因此，要在突触后神经元中产生 AP，可以从突触前神经元中快速产生 EPSPs，也可以从不同的突触前神经元中产生不同的 EPSPs。当然，时间和空间的总和可以组合在一起。另外，一些去极化是 IPSPs，阻止 EPSPs 的形成，本质上减少了在轴突丘上的分级去极化相加量，有效地降低了动作电位产生的可能性。因此，动作电位的产生不仅依赖于时间和空间的累加，而且还依赖于兴奋性输入与抑制性输入的比值。

下面是描述动作电位形成的一般过程。假设有一个运动神经元，其细胞体位于脊髓中，轴突终止于肌纤维上。抑制性和兴奋性的输入来自其他运动神经元、感觉传入神经元、中间神经元和来自大脑的直接连接。要激活这个神经元（并随后激活肌肉），必须改变神经元膜电位以达到阈值水平。为此，大脑控制着空间输入、时间输入以及 EPSPs 和 IPSPs 的比值的精确组合。运动神经元的静息膜电位约为 $-70\ \text{mV}$，为了形成动作电位，必须将静息膜电位改变为 $-50\ \text{mV}$。达到 $-50\ \text{mv}$ 阈值水平后，细胞膜将以动作电位的形式进行快速去极化。

 神经元也可以被促进或抑制

过少的 EPSPs 或过多的 IPSPs 会引起亚阈值变化，这些变化不足以引起动作电位。然而，保持这种低于阈值的状态的好处是神经元更容易被触发，或者更不容易被触发。被激活的神经元处于易化状态，可以在没有额外神经输入的情况下更快地被激活。主动抑制神经元使其不容易被激活称为抑制。抑制是更多 IPSP 输入的结果，这些 IPSP 输入将改变静息膜电位的阈值水平。

改变 EPSPs 与 IPSPs 的比值以及时间和空间累加，不仅可以促进、抑制和产生 AP 本身，而且可以控制神经元的放电速率。如下文所述，控制运动神经元的放电频率极大地影响着肌肉的力量输出。

 数百万个的突触可能参与单一肌肉的收缩

控制单个神经元中单个动作电位的产生是非常复杂的。这种复杂性可以在单个运动神经元上看到，该运动神经元上有大约 10 000 个兴奋性和抑制性输入。要形成单个 AP,或 AP 的特定放电频率,大脑必须混合并匹配时间和空间的总和以及 EP-SPs 与 IPSPs 的比值。目前的科学研究还不完全了解大脑是如何做到这一点的,更不用说整块肌肉是如何调节的了。一块由运动神经元控制的肌肉可能有大约 500 个其他运动神经元,形成大约 5 000 000 个突触连接。进一步来说,即使是一个简单的踢腿动作,也许有 100 块左右的肌肉参与运动,这意味着大约有 5 亿个突触参与其中。而这仅仅是在脊髓的层面上,这与大脑的复杂性无法相提并论。

三、运动单位

运动单位是神经系统控制的基本单元

运动神经元在轴突的远端通过神经肌肉接头的突触与肌纤维相连。运动神经元的轴突分支,可以附着在几个肌纤维或数百个肌纤维上。运动神经元及其支配的所有肌纤维被定义为运动单位(motor unit,MU)。运动单位池(或运动神经元池)是激活特定肌肉或肌肉群的所有运动单位的组合。

每个运动神经元可以激发 15～2000 根肌纤维,这取决于特定的肌肉。神经支配比率是一个神经元与它支配的肌纤维数目之比。用于精细控制的肌肉有较小的神经支配比例,总的运动肌肉有较大的神经支配比例。例如,手中的第一背骨间肌有大约 120 个运动神经元和 41 000 个肌纤维,平均比例约为 1∶342。典型的胃腓肠肌有大约 580 个运动神经元和 1 120 000 个肌纤维,平均比例为 1∶1 931。运动单位内的所有纤维均为同一类型。

运动单位可以通过大小、形态和功能表征

小的运动单位被定义为具有小的神经元(轴突直径和胞体大小)的运动单位,而大的运动单位是具有大的轴突的神经元。一般来说,小的运动单位肌肉纤维很少,大的运动单位有许多肌肉纤维。由于没有精确的轴突尺寸或神经支配比例可以将小的运动单位与大的运动单位区分开来,所以运动单位的大小定义基本上是相对的。然而,小型和大型运动单位也往往具有某些特点。

小型运动单位倾向于有慢收缩纤维(I 型或好氧型),大型运动单位倾向于快收缩(ⅡB 型或ⅡX 型、FG 型、厌氧型)。中等尺寸的运动单位可以是Ⅱ型的,也可以是 IIa 型或 FOG 型的。注意,虽然慢肌纤维的神经支配比例较小,而快肌纤维的神经支配比例较大,但情况并非总是如此,而且不同性别人群和不同肌肉之间的神经支配比例可能有所不同。例如,手部有快速收缩纤维的大型运动单位,与股直肌的大型运动

单位相比,其神经支配比例可能相对较小。需要注意的是,肌纤维类型与肌纤维直径不对应。根据 Chalmers(2011)的数据,慢收缩和中间型肌纤维可能和快收缩糖酵解功能纤维相同甚至更大。

大的运动单位的更大的直径神经元直接影响其募集。大型运动单位的大型神经元细胞通常需要更高水平的刺激达到阈值水平并被激活(见下文),尽管阈值水平本身与小型运动单位相同。

与慢肌运动单位相关的一个重要特征是,慢肌纤维周围往往有更多的肌梭感觉受体。慢肌纤维的作用比快肌纤维刺激更多的肌梭感觉活动。这一点的重要性我们将在后面讨论。

C 运动单位的活动原则

运动单位是大脑控制运动的最基本的单位。大脑可以选择性地激活一个或成千上万个运动单位。有一些特定的规则约束着运动单位的激发。其中最主要的是"全或无"原则和募集的大小原则。

"全或无"原则是指激活每个运动单位的所有肌纤维一起收缩或不收缩。当运动神经元的动作电位达到轴突末端时,它就会有效地分成几部分并沿着每个轴突的侧支向神经肌肉接点传递。突触前神经元一侧的动作电位在突触后肌肉膜上产生所谓的终板电位。终板电位通常足以产生肌肉动作电位,从而引起肌肉收缩。在神经肌肉处不需要空间或时间累加,作为一个单一的动作电位,神经元能够在每个肌纤维中引起肌肉收缩。

运动单位通常根据亨纳曼的招募大小原则按规模招募。也就是说,先招募小的运动单位,然后是较大的运动单位。运动单位的放松按相反的顺序排列。这主要是因为较大的运动单位具有较大的直径运动神经元,需要较高水平的刺激才能达到临界的阈值水平,从而被激活。较大的运动单位一般连接较大的神经元,这些神经元可能具有其他形态学特征,可能会延迟运动单位的募集,例如树突数量、轴突直径、组织电阻、神经递质受体敏感性以及突触在树突和胞体上的分布等。

首先招募小型运动单位有很多好处。小型运动单位能够更好地控制运动,以及这些慢肌运动单位的抗疲劳能力使它们能够"先进后出"。

运动单位按大小招募的原则仍存在一些争议,因为有研究报告表明,较大的运动单位在较小的运动单位之前被募集。尽管上述原则一般情况下是正确的,但有时候其他一些影响因素可能会影响运动神经元池从而导致运动单位的无序招募。训练的类型(例如,离心收缩或向心收缩)、速度、感觉输入量和动作目的都会影响运动电位的招募顺序。

 运动单位的行为通过募集、速率编码和协调控制力的输出

运动单位被激活是为了一个基本目的,那就是控制肌肉收缩的力量。运动单位被激活以控制单个肌肉内的力量,并进一步控制整个肢体和身体的运动。神经系统调节控制力量输出的三个基本因素包括:①运动单位的募集;②运动单位的速率编码;③运动单位和肌肉的协调。

 运动单位募集改变了被激活肌肉组织的总量

增加或减少活动运动单位的数量可以改变肌肉力量的输出,从而有效地增加或减少被激活的肌肉组织的数量。这种激活遵循运动单位募集的大小原则:小运动单位首先被激活,然后是较大的运动单位。因为较大的运动单位往往会引起更多的肌纤维的快速收缩,所以激活更多的运动单位通常会导致活跃的肌肉组织数量大幅增加。

较大的快速收缩的运动单位通常不会被激活,直到至少 60% 的最大力量输出才开始收缩。一些运动单位直到 85%～90% 的最大力量输出才会被激活,但这在很大程度上取决于单个肌肉。例如,拇内收肌可能以 55% 的比例募集所有单位,而肱二头肌直到大约 85% 才能招募所有单位。

 速率编码改变了肌肉组织的力量产生能力

当单个的动作电位到达肌肉并引起肌肉动作电位时,肌肉会立即以单一的收缩形式做出反应,然后再放松。当重复动作电位到达肌纤维时,它们使肌肉反复收缩。由于没有足够的时间使肌肉放松,所以这些重复的收缩可以不断的累积来增加张力。动作电位的放电速率将与肌肉收缩的放电速率相匹配。修正放电速率,以增加或减少作用力的输出被称为速率编码。

人体肌肉放电速率范围从最低 4～5 赫兹到最高约 50～60 赫兹。与人们的直觉相反,慢肌纤维比快肌纤维有更快的最大放电速率。快速放电速率可以通过几种不同的方式产生张力总和。首先,对于重复性动作电位,没有足够的时间让钙被再吸收,导致肌肉细胞中钙离子浓度升高,形成最大数量的横桥。此外,由于没有足够的时间来放松肌肉中的弹性成分,肌肉一直保持拉伸,因此张力增加。如果收缩的速度足够快,就会发生强直收缩的状况。在人工的刺激下,人体肌肉强直收缩可使肌肉在一次收缩中的力量输出增加 1.5～10 倍。不过,人体发生强直收缩是否是个正常现象还是个问题。像运动单位募集，最快的放电速率要等到强度更高的收缩后才能出现。例如，Conwit 等人（1999）注意到股四头肌的稳定放电率高达 30％ 最大随意收缩（maximum voluntary contraction，MVC），并且稳定增加到 100％ MVC。

那么，神经系统是如何混合和匹配运动单位的募集和放电速率的呢？如果需要更多的力量，是增加运动单位还是增加放电速率呢？事实上，两者都会发生，但具体发生什么取决于特定的肌肉和运动类型。小肌肉（例如手部）可能会以最大力量的 30％ 完全募集运动单位，然后所有附加力都取决于速率编码。较大的肌肉可能会尽早进行更多的速率编码，直到最大力量的 80％～90％ 才能完全募集所有运动单位。最早被募集的运动单位在放电速率上呈快速上升趋势，然后趋于平稳或稳定。后来募集的运动单位会以线性的方式迅速增加。放电频率曲线变平缓则表示发生强直收缩的运动单位。线性运动单位募集被认为是相位性的，这些运动单位更可能发生快速颤动。早期募集的运动单位可以保持更长的活动时间，很可能是因为其抗疲劳的有氧代谢。

许多其他因素影响募集和速率编码之间的相互作用。例如，在相同的相对工作量下完成的静态收缩和动态收缩具有不同的募集和速率编码行为，同心收缩和偏心收缩也是如此（Sogaard et al,1998；Kossev et al,1998）。据推测，已经募集的单位为了降低力量增加会减慢放电速率（通过一种称为疏导的过程）（Broman et al,1985），但并非所有科学家都同意这一观察结果（Kamenet al,1999），我们还不清楚募集和速率编码是如何一起工作的。

老化过程对运动单位的行为有明显的影响。从大约 50 岁或更早开始，甚至到了 60 岁或 70 岁，肌肉生理和中枢神经系统功能的变化改变了运动单位的募集和放电速率的调节方式。简而言之，在年轻人中，通常首先招募快放电速率单位（小而慢的收缩），但对于年长的人则不同。在持续不断的力量收缩过程中，往往年轻人会降低放电速率从而避免疲劳，但老年人却不行。老年人的平均放电速率趋于缓慢，并且募集门槛趋于降低，这可能反映了纤维类型从 II 型转变为 I 型。最后，肌肉动作电位通常是多相的，例如出现问题的动作电位可能是由于失去神经支配，随着年龄增长肌肉可能会出现神经再支配的现象（Erim et al,1999）。这些因素可以解释为什么老年人经常使用不同的策略来控制力量输出（Graves et al,2000）。

C　协调是控制力量输出的最重要方式

神经肌肉协调是神经系统控制肌肉力量输出（从肌内力量到全身力量的表达）的最重要方式。协调可以包括肌肉激活的时机（例如，主动肌－拮抗肌的配合）、协同肌的调节、拮抗肌的抑制、改变协同收缩的肌纤维数量以及全身发力顺序,所有这些都属于肌间协调的范畴。肌肉之间的协调是指肌群、四肢和身体其他部分之间的协调。协调还包括运动单位募集和放电速率的时机和调节,这是肌肉内协调的一部分。在现实生活中,不同肌肉间和同块肌肉内的协调对于调节肌肉力量、爆发力和运动准确性都是至关重要的。

我们已经学习了运动单位募集以及放电速率是如何混合和匹配以满足任务要求的。这是肌内协调的核心,但在特定的情况下有特定的控制过程。一种过程是同步,运动单位往往异步放电,即彼此之间不同步,从而提供平稳的运动。然而,一些研究数据表明,有时不同单位的激活,特别是已经激活的单位的放电速率会变得同步起来。这种"汇集到一起"的模式能够产生肌肉力量的爆发,类似于拔河比赛。

沿着这些相同的路线,同步是通过改变放电速率而达到的。快速双脉冲或三脉冲(两个或三个快速冲动)可以大大增加肌张力输出。即使放电速率恢复正常,张力可能仍然能保持较高水平,这可以减少代谢成本。另一种放电模式是肌肉的智能化处理模式,这主要指的是疲劳过程中放电速率的变化。在疲劳过程中,运动单位的放电速度往往会有所减慢,这并不是由于诸如新陈代谢废物积累等生理原因造成的。这种减慢似乎是一种自动反应,是健康的肌肉在力量的输出与能量的节省之间达到平衡。肌肉的智能化处理还被归因于最初的高放电率,开始是跳跃性的收缩,然后放电率下降(Conwit et al,1999)。这种模式是一个适应性过程,在不同肌肉运动条件下与神经活动相匹配,并在一定程度上控制肌肉本身(Kuchinad et al,2004)。

在最新发现的肌肉内协调机制中,存在的一种理论认为这是控制肌肉中的各个独立部分的结果。区域化肌束(Richmond,1998)是指包含在单个肌肉或一组肌肉(例如股四头肌)中的较小且独立控制的肌肉纤维组。区域化肌束的划分可能是基于肌肉形态学,或基础神经募集,或不同的生物力学功能。生物力学上的肌束应用较为广泛,例如肩膀,长期以来人们一直认为三角肌具有内侧、前侧和后侧肌束。但仍有新的肌束不断被发现。因此,有研究提出原来认为有三个肌束的三角肌实际有七个肌束(Wickham and Brown,1998)。布朗和他的同事(2007 年)后来在三块肩部肌肉(包括胸肌、背阔肌和三角肌)中确定了十九个区域,并指出区域之间的肌肉是协调的,相邻肌肉之间的运动单位组成了"功能任务组"。

另一种类型的区域化划分也可以在系列纤维肌肉中看到。像缝匠肌这样的长肌中的肌纤维一般是从起点延伸到止点,但并非总是如此。有些纤维终止于肌肉腹部的结缔组织上,并不从起点到止点。这构成了肌肉的近端和远端,组织学研究显示肌肉存在近端和远端的神经支配区。

在肌肉训练过程中,对区域化的解释仍然不确定。多室腹直肌就是这种不确定性的一个例子。许多专业人士提倡不同的运动,如仰卧起坐、V字两头起、抬腿、倾斜仰卧起坐是训练腹直肌各个部位所必需的。研究数据确实表明,某些锻炼可能有不同的激活模式,但并非所有研究人员都认为如此(Lehman and McGill,2001)。

肌间协调。肌间协调是指肌肉、四肢和身体其他部分的活动在环境和任务要求的背景下,共同产生有效和有目的的运动。一个熟练的舞蹈表演或者一个优秀的运动员的动作流畅、优雅、有力、高效。如果没有很多无关的动作,动作看起来似乎很轻松。协调动作实际上是不同肌肉的精准运动的结果。有时,肌肉可能是主动肌,有时是稳定肌,有时是中和肌。如何控制肌肉在很大程度上取决于那一刻它所扮演的角色。

四、协调性的体现

 可能存在一些规则控制着大脑对协调功能的选择

关于大脑如何选择和激活区域以及其他肌间和肌内协调因素,还有很多未知的东西,但是来自人和动物的新数据已经开始揭示一些协调机制的规则或原则。这些机制可以通过检查人类和猫的小腿肌肉来说明。小腿后群肌群由小腿三头肌(比目鱼肌和双头腓肠肌)以及跖肌组成,它们都作为跟腱的一部分合并形成跖屈,但这可能是比目鱼肌和双头腓肠肌唯一的相似之处。比目鱼肌是单关节的,并且收缩较慢,特别是猫的比目鱼肌。双关节腓肠肌倾向于更快的收缩,并在每个肌肉头都有独立的控制。人的跖肌几乎没有产生力的能力,可能主要用于本体感觉,但猫的跖肌则是猫的主要的力量来源。整个小腿组已被证明激活的不同取决于活动的类型和反应不同的训练。整个小腿组的活动方式有所不同,对训练的反应也不同。沃尔特·赫尔佐格(Walter Herzog)和他的同事们通过将EMG电极插入其肌肉中以确定肌肉的激活方式,并将测力计插入猫的肌腱中以测量肌肉的力量,对猫进行了广泛的研究。研究人员发现,这些肌肉之间的力量分配因任务的不同而显著不同。静止不动时,猫的比目鱼肌活跃,而腓肠肌活跃程度处于最低水平。在步行过程中,腓肠肌运动和比目鱼肌活动增加,但是随着步行变得更快,或者在上坡步行过程中,随着腓肠肌活性的显著上升,比目鱼肌的激活仅适度增加。此外,比目鱼肌的力量输出,即使EMG水平升高,也保持不变或降低。

这两块肌肉都是跖屈肌的主要推动者,那么为什么在激活和力量产生上有区别呢?研究人员推测,如果在站立时腓肠肌处于活跃状态,那么膝盖也会发生屈曲,需要股四头肌活动（膝盖伸展）来对抗它。似乎比目鱼肌在站立时会被激活，因为它收缩缓慢，这似乎很直观，但这可能仅是次要的原因。腹肌也有慢收缩纤维，由于它的体积较大，可能与比目鱼肌有相同数量的慢收缩。低水平的腓肠肌收缩可能只有慢收缩纤维。

总的来说，比目鱼肌站立期间的代谢效率更高，但主要是因为它是单个关节肌肉，而不是因为它主要是慢收缩。为了保持对姿势紊乱的准备，即使是在静止的时候，腓肠肌也会保持一定程度的活动。随着在上山步行或快速步行过程中对肌肉力量的需求增加，比目鱼肌不能跟上增加水平的肌肉活化或力量输出。没有增加比目鱼肌的力量可能是由于肌肉的机电属性。速度较快时，由于力—速度关系，收缩过程无法跟得上。研究人员得出结论，比目鱼肌的控制更多地依赖于内在因素，如维持内部肌肉僵硬，而控制腓肠肌是基于外在因素，如维持足底屈曲力和速度。此外，在步态周期的不同阶段，双关节依次或同时作为足底屈肌和膝关节屈肌。

在猫最快的动作中，比目鱼肌可能会静止，而腓肠肌则高度活跃。从这些运动可以明显看出，比目鱼肌无法跟上超快的周期性收缩，事实上，它可能成为一种负担，并干扰快速运动。研究人员还发现，在快速行走和跑步时，比目鱼肌和胫前肌之间的协同收缩增加。他们推测，共同收缩硬化关节，这最终可能有助于关节稳定性或允许更有效地利用弹性能量。

基于这些和其他数据，研究人员得出结论，优化肌肉活动是基于找到最有效的新陈代谢使用，考虑到系统的约束和任务的要求。例如，跑得快不是新陈代谢高效，但考虑到任务要求跑得快，"系统"试图组织自己代谢效率。从概念上讲，这是有道理的，但由于难以测量，因此很难获得实验证据，还有其他研究人员不同意这一建议，即代谢效率是组织运动的主要"规则"。

◖C◗ 肌肉动作是情境依赖性的，必须作为训练计划原则的基础

从这些数据和其他数据得出的重要结论是，肌肉的动作是情境依赖性的。简单地参考教科书和类似的资料来确定肌肉的动作，就可以对肌肉的动作提供一个不完整的（即使不是错误的）观点。肌肉间和肌肉内的协调取决于运动速度、力量需求、运动的关节数量、肌肉长度和关节的位置。进一步来说，这高度依赖于收缩的结果目的，无论是肢体运动、姿势稳定还是肌肉收缩都可以发挥的任何其他作用（Kornecki et al，1998）。

这对训练有什么影响呢？尽管猫的数据不能直接应用于人类，但出于说明的目的，我们可以收集一些关于如何根据肌肉活动而不是根据肌肉活动规定训练的见识。

根据 Herzog 的数据,坐着的小腿抬高(比目鱼肌隔离运动)会阻碍垂直跳高性能的发展。原因是比目鱼肌大块的慢肌可能会阻碍足底的爆发性弯曲动作。

有实验证据支持这一观点。Mackenzie 等人(1995)以及 Ng 和 Richardson(1990)已经证明高速训练(低重量或没有外部重量)可以提高腓肠肌的力量,但不能提高比目鱼肌的力量。他们甚至在高速训练后发现比目鱼肌也变弱了,但是根据 Ng 和 Richardson 的研究,这不会妨碍垂直跳跃的表现。在腘绳肌和股四头肌中也可以发现类似的结果,因为有人认为腘绳肌和股直肌是运动的,而股骨有更稳定的作用(Richardson and Bullock,1986)。这些支撑和稳定的肌肉在高速运动中可能不那么活跃。Kulig 等人(2001)发现,在手臂弯曲运动的降低(偏心)阶段中,肱肌和肱二头肌的激活取决于运动的速度。如果体重快速降低,肱二头肌就更活跃;如果体重缓慢降低,肱肌就更活跃。

其他研究也更深入地研究了训练产生的运动单位行为。Van Cutsem 等人(1998)研究了高速(弹道运动)力量训练后的踝背屈肌肉活动,结果显示力量和速度都提高了。维持了募集运动单位的大小原则,但训练后运动单位放电较早,放电速率更快,也就是说,其募集门槛较低。高速力是在高速收缩开始时以非常快的放电速率启动的,并通过增加使用双峰或三重态来保持力/速度。其他研究人员认为,这些变化中的许多可以追溯到皮质脊髓和脊髓回路的变化(Carroll et al,2001,2002,2008)。

五、总结与应用

在本章中,我们集中讨论了运动单位。控制单个运动单位的放电行为需要成千上万个神经元的协调,而控制有目的的肌肉运动则需要控制成百上千个神经元。这是一项艰巨的任务,但通过使用规则使其变得更加简单。协调运动单位行为(如肌内协调)或整体肌肉和肢体运动(肌间协调)是基于运动目的,至少在某些情况下,是基于代谢效率的。

最重要的一点是,我们可以把这个作为训练的指南。训练,无论是康复训练还是预防训练,都必须考虑到具体的任务要求,这样神经肌肉系统才能组织自己产生任务特定的协调模式,随后导致任务特定的神经生理学适应。简单地根据肌肉能够做的动作来锻炼肌肉,就不会产生高度协调的动作,甚至不一定会按照其预期的工作方式发展肌肉。

【参考文献】

[1] Broman H,De Luca C,Mambrito. Motor unit recruitment and firing rates interaction

in the control of human muscles[J]. Brain Research,1985,337(2):311 – 319.

[2] Brown J,Wickham J,McAndrew D,et al,Muscles within muscles:Coordination of 19 muscle segments within three shoulder muscles during isometric motor tasks[J]. Journal Of Electromyography And Kinesiology,2007,17(1):57 – 73.

[3] Carroll T,Herbert R,Munn J,et al,Contralateral effects of unilateral strength training: evidence and possible mechanisms[J]. Journal of Applied Physiology,2006,101(5):1514 – 1522.

[4] Carroll T,Lee M,Hsu M,et al,Unilateral practice of a ballistic movement causes bilateral increases in performance and corticospinal excitability[J]. Journal of Applied Physiology,2008,104(6):1656 – 1664.

[5] Carroll T,Riek S,Carson R. Neural adaptations to resistance training: implications for movement control[J]. Sports Medicine (Auckland,N. Z.),2001,31(12):829 – 840.

[6] Carroll T,Riek S,Carson R. The sites of neural adaptation induced by resistance training in humans[J]. The Journal of Physiology,2002,544(2):641 – 652.

[7] Christova P,Kossev A. Human motor unit activity during concentric and eccentric movements[J]. Electromyography and Clinical Neurophysiology,2000,40(6):331 – 338.

[8] Christova P,Kossev A,Radicheva N. Discharge rate of selected motor units in human biceps brachii at different muscle lengths[J]. Journal of Electromyography and Kinesiology,1998,8(5):287 – 294.

[9] Conwit R,Stashuk D,Tracy B,et al,The relationship of motor unit size,firing rate and force[J]. Clinical Neurophysiology,1999,110(7):1270 – 1275.

[10] Erim Z,Beg M,Burke D,et al,Effects of aging on motor-unit control properties [J]. Journal Of Neurophysiology,1999,82(5):2081 – 2091.

[11] Graves A,Kornatz K,Enoka R. Older adults use a unique strategy to lift inertial loads with the elbow flexor muscles[J]. Journal Of Neurophysiology,2000,83(4): 2030 – 2039.

[12] Kamen G,Du D. Independence of motor unit recruitment and rate modulation during precision force control[J]. Neuroscience,1999,88(2):643 – 653.

[13] Kossev A,Christova. Discharge pattern of human motor units during dynamic concentric and eccentric contractions[J]. Electroencephalography and Clinical Neurophysiology,1998,109(3):245 – 255.

[14] Kossev A,Christova P. Motor unit recruitment and discharge behavior in movements and isometric contractions[J]. Muscle & Nerve,1998,21(3):413 – 415.

[15] Kuchinad R, Ivanova T, Garland S. Modulation of motor unit discharge rate and Hreflex amplitude during submaximal fatigue of the human soleus muscle[J]. Experimental Brain Research, 2004, 158(3): 345 - 355.

[16] Kulig K K, Powers C M, Shellock F G. et al, The effects of eccentric velocity on activation of elbow flexors: evaluation by magnetic resonance imaging[J]. Medicine & Science in Sports & Exercise, 2001, 33(2): 196 - 200.

[17] Lehman G, McGill S. Quantification of the differences in electromyographic activity magnitude between the upper and lower portions of the rectus abdominis muscle during selected trunk exercises[J]. Physical Therapy, 2001, 81(5): 1096 - 1101.

[18] Mackenzie M, Ng G. Investigation of progressive high speed non-weight bearing exercise to triceps surae: Changes in isokinetic peak torque production[J]. New Zealand Journal of Physiotherapy, 1995, 23(2): 1719.

[19] Ng G, Richardson C. The effects of training triceps surae using progressive speed loading[J]. Physiotherapy Theory & Practice, 1990, 6(2): 77 - 84.

[20] Richardson C, Bullock M. Changes in muscle activity during fast, alternating flexion-extension movements of the knee[J]. Scandinavian Journal of Rehabilitation Medicine, 1986, 18(2): 51 - 58.

[21] Richmond F J. Elements of style in neuromuscular architechture[J]. American Zoologist, 1998, 38: 729 - 742.

[22] Sgaard K, Christensen H, Fallentin N, et al, Motor unit activation patterns during concentric wrist flexion in humans with different muscle fibre composition[J]. European Journal of Applied Physiology and Occupational Physiology, 1998, 78(5): 411 - 416.

[23] VanCutsem M, Duchateau J. Preceding muscle activity influences motor unit discharge and rate of torque development during ballistic contractions in humans[J]. Journal of Physiology, 2005, 562(2): 635 - 644.

[24] VanCutsem M, Duchateau J, Hainaut K. Changes in single motor unit behaviour contribute to the increase in contraction speed after dynamic training in humans [J]. Journal of Physiology, 1998, 513(1): 295 - 305.

[25] Wickham J, Brown J. Muscles within muscles: the neuromotor control of intramuscular segments[J]. European Journal of Applied Physiology and Occupational Physiology, 1998, 78(3): 219 - 225.

第三章
神经力学

一、骨骼肌的力学特性

前面的章节中已经解释了神经系统在激活肌肉的时候会根据肌肉的不同特性而有所差别。力量和疲劳这样的特性是大脑运动计划中的重要因素。不仅如此,神经系统的活化有目的地改变肌肉－肌腱复合体的机械特性。神经系统和肌肉功能力学特性之间的这种关系叫做神经肌肉力学,或简称神经力学。

为了理解神经力学,不要将肌肉－肌腱复合体看作一个解剖系统,而是将其看作一个运作的生产机器。肌腱复合体的每个主要解剖成分都具有促进肌肉整体功能的机械特性。神经系统控制这些机械性能的变化,以满足运动的需要。

肌腱复合体具有伸展性、弹性和收缩性

大多数骨骼肌是由两端有肌腱的肌肉组织中心区域组成的。结缔组织包括肌外膜、肌束膜和肌内膜纵向贯穿肌肉组织,在两端融合形成肌腱。肌肉组织是一种容易兴奋的组织,这意味着它对电冲动有反应。在功能上,肌腱复合体具有三个重要的力学特性:①伸展性,即伸展能力;②弹性,即从伸展状态回缩的能力;③收缩性,即缩短长度产生力的能力。肌肉组织可以缩短其静止长度的一半左右。虽然肌肉组织和结缔组织都具有伸展性和弹性,但肌肉组织具有更大的拉伸和回缩范围,能够拉伸静止长度的 50% 左右。伸长能力与肌肉长度成正比,与肌肉横截面积成反比。肌腱组织的伸展性和弹性较小。

二、肌腱复合体的机械模型

肌肉组织具有弹性、黏弹性和收缩性元素

肌肉和结缔组织的功能特性与机器很相似。与组织中的组织液一起,肌肉的解

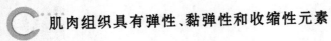

剖成分可以用机械成分代替。

肌肉的第一个组成部分是由肌肉纤维组成的收缩元件（contractile element，CE）。具体来说就是肌小节中的肌动蛋白和肌球蛋白滑动缩短产生力量的单位。第二部分是平行弹性元件（parallel elastic element，PEE），由结缔组织组成，与肌肉纤维平行，主要包括肌束膜、肌外膜、肌内膜、筋膜等。PEE 就像弹簧一样，当肌肉从外部拉伸或 CE 收缩时，它可以使肌肉拉伸。组织的拉伸阻力称为刚度。具有低拉伸阻力的组织称为顺应性组织。拉伸时会存储力，释放时会提供回弹力或恢复力。所存储的力是非线性的，也就是说，拉伸的元素越多，拉伸它们就越困难，并且存储的力也越来越大。第三部分是与肌肉组织串联的弹性元件。该系列弹性组件（series elastic element，SEE）由肌腱组成，具有与平行弹性元件相同的功能特性。第四部分是包围肌肉和结缔组织的液体介质。黏性元件（viscous element，VE）可以提供液体抵抗拉伸和缩短的作用，发挥缓冲作用，可以将其想象为一个活塞在充满液体的汽缸中进出。像注射器一样，活塞只有在建立起足够的力量推动液体通过一个小开口时才能运动。流体黏度越高，推动或拉动活塞的难度就越大。阻尼力的作用类似于减震器，使得收缩力平滑地输出，但除此之外，VE 的确切作用在很大程度上是未知的。

当 CE 收缩时，它必须建立力量对抗 SEE、PEE 和 VE。SEE 和 PEE 拉伸，只有当它们存储足够的力时，肢体才会移动。因此，CE 在收缩时不会立即移动肢体。收缩时间与实际肢体运动或肢体力输出之间的延迟称为机电延迟（electromechanical delay，EMD）。由于弹性元件（SEE，PEE）和黏性元件（VE）不是线性的，因此肌肉收缩得越用力或越快，则弹性元件的张力和黏性元件的张力增加得越多。

三、工作中的神经机械机器

长度—张力关系揭示了肌肉力学的神经系统控制

肌肉所能产生和储存的等长收缩力量的大小部分取决于肌肉的长度。这种关系被建模为长度—张力曲线，其中包括收缩元件和弹性元件。因此，长度—张力曲线由三部分组成：基于收缩元件的主动曲线，基于弹性元件的被动曲线，以及主动和被动元件相加的总曲线。

活性部分曲线基于肌动蛋白—肌球蛋白丝的重叠量。细丝形成肌节，肌节是收缩元件产生力量的单位。当肌肉较短时，细肌丝会严重重叠，而当肌肉较长时，则没有过多的重叠。过多或过少的重叠会导致很多肌动蛋白、肌球蛋白结合位点无法暴露出来，从而减少横桥形成。横桥越少，产生的力越小。一个最佳的重叠量可以包括所有横桥，并且一般长于静止长度。

由于结缔组织的性质，曲线的被动部分是非线性的。在较长的拉伸时，弹性元件中可以储存大量的力。这种被动张力被存储并在释放时提供回弹力。

长度—张力曲线中收缩元件和弹性元件的分离掩盖了这个系统运作的复杂性。例如，伸展的肌肉中弹性元件和收缩元件不一定都是伸展的。例如，对非常重的负荷进行高强度收缩的情况下，随着力量的增加，收缩元件缩短，弹性元件拉伸。在这一点上没有运动，因为收缩元件的缩短与弹性元件的延长相抵消。当产生足够的收缩力，并将其传递给弹性元件时，负荷将移动。当肢体开始移动时，收缩元件将缩短，但是弹性组织很可能会继续保持伸长状态。

像走路、垂直跳跃和下蹲这样的运动利用了多关节肌肉提供的最佳的长度—张力关系特性，这些运动叫做协同运动。在协同运动中，多关节肌肉在一个关节上收缩以移动负荷，而在另一个关节上被拉伸。这使得肌肉组织保持接近相同的长度。运动的瞬时静态状态发生在运动的重要力产生的环节，意味着神经系统必须控制肌肉活动水平和周围关节的运动，以维持有利的长度—张力曲线。

有时，多关节肌肉的排列会导致一个长度不足的劣势。大多数双关节（或多关节）肌肉的长度不足以允许两个关节同时进行全范围的运动。例如，弯曲髋关节同时伸展膝关节是由于两个关节的股直肌缩短所致。这种缩短迅速而明显，使股直肌的长度和缩短速度迅速进入长度—张力—速度曲线的不利区域。同时，腘绳肌在两个关节处都在延长，因此弹性张力迅速上升，可能会导致髋关节屈曲和膝关节伸展的全范围运动都无法进行，这种运动称为多环节的"被动不足"。

C 神经系统试图限制肌肉缩短速度

在同心收缩中，随着缩短速度的增加，缩短的肌肉失去了产生力的能力。这是由于肌动蛋白—肌球蛋白横桥的耦联效率低下，以及在较高的速度下液体黏度更高。横桥位点结合需要时间，而可用时间越短，形成的横桥就越少。收缩速度和力输出之间的关系形成力—速度曲线。在最大速度下，力的输出非常低，最大力量出现在等长收缩和离心收缩期间。力—速度曲线的离心阶段的形状随着训练状态和所测试的肌肉等因素而产生很大变化。显然，快速收缩速度时机械收缩的效率很低。在正常情况下，神经系统会试图避免这些运动的产生。

当然，肌肉的长度—张力和力—速度特性不能分开。如果速度高，则肌肉张力低，而与肌肉长度无关。在较低的收缩速度下，肌肉长度是重要的张力调节器。

四、影响神经系统控制的其他肌肉骨骼特性

神经系统考虑到机械因素,如肌肉长度、速度和拉伸。它还考虑到肌纤维类型分布、肌肉纤维的解剖结构(梭形和羽状的对比)、肌纤维大小和长度、肌腱长度和厚度以及生物力学肌肉骨骼特征。这些特征对运动产生的影响概括见下表。

其他肌肉骨骼特性对运动产生的影响

肌腱长度、厚度和形态	长肌腱增加肌肉的活动范围,增加减震作用和能量储存。厚的肌腱更坚固,更抗拉伸,因此力量往往转变更快、更少力的储存。胶原、网状和弹性纤维的比例和分布,使结缔组织具有功能性质和强度
力矩臂	长力矩臂能提供更大的力量。短时间能增强加速度和关节活动角度
纤维类型	快肌纤维是能够快速和有力收缩,慢肌纤维抗疲劳能力更强
肌纤维群	较大的肌肉纤维横截面积使力的产生增加
肌肉纤维长度和分布	长纤维能增加速度和关节活动范围。这并不一定意味着长肌肉有长纤维。但总的来说,纵向肌肉的纤维比羽状肌要长,而羽状肌的横截面面积更大。斜排列的肌肉纤维也可以提供与纵向肌肉不同的力向量

肌肉在运动中的作用影响运动控制

肌肉收缩是为了产生力量,但这种力量除了用来移动肢体外,还有许多其他用途。如何能够使用这一力量在很大程度上取决于运动的目的,这是协调运动的关键。

直接参与产生所需运动的肌肉是主动肌。主动肌可以是原动肌,也可以是协同肌。拮抗肌具有对抗主动肌活动的作用。其他肌肉在运动中起着间接但至关重要的作用。固定肌和稳定肌通常静态收缩,以稳定身体,对抗收缩肌肉的拉力。这些肌肉的大多数被归类为姿势肌肉。稳定肌肉的作用是防止参与运动的任何主动肌发生不必要的动作。重要的是要理解,在任何时刻,同样的肌肉可以作为主动、稳定肌、协同肌,甚至是拮抗肌。主动肌和拮抗肌可以协同作用。所有这些作用——运动、稳定、协同、对抗——都需要肌肉以不同的方式收缩,需要不同的协调机制。

例如,拮抗肌必须与主动肌一起控制,要么同时抑制,要么通过协同收缩。在主动肌作用期间,通常希望主动肌作用期间抑制(放松)拮抗肌。这使得主动肌充分发挥关节扭转,提高整体新陈代谢效率的作用。拮抗肌在主动肌作用期间静止是合理的,通常在主动肌作用期间拮抗肌的收缩(协同收缩)也是合理的。协同收缩可以有助于稳定关节,尤其是在非常迅速或非常有力的主动收缩期间。

拮抗肌的协同收缩也用于减缓主动肌的力量输出,尤其是在以速度为主导且准

确性较高的运动中。通过训练或者多次练习,这类协同收缩通常会减少。

 运动中的神经力学

机械肌肉模型很重要,因为它能够使我们检测出神经系统试图控制什么。换句话说,改变机械性能导致运动。例如,一个简单的关节系统,一边是主动肌(二头肌 b),另一边是拮抗肌(三头肌 b)。关节系统的建模仅是带有简单弹性的可收缩元件,而没有黏性元件。当二头肌收缩时,它会拉伸弹性元件,这主要是增加了弹性元件的刚度。三头肌收缩部分的放松能减少硬度。为了使手臂模型进行屈曲运动,主动肌(肱二头肌)的硬度增加,拮抗肌(肱三头肌)的硬度保持或增加幅度比肱二头肌小一些。神经系统可能会抑制三头肌,减少其神经活动。当然,当肢体开始弯曲时,三头肌被拉伸,这使得它硬度增加,但其硬度在正常的关节活动范围中没有那么多。两块肌肉的硬度必须不断改变,以使肢体达到所需要的位置。这些通过弹簧移动肢体的方式被称为质量—弹力模型:质量是指弹簧必须克服的负荷量(肢体外加重量)。因此,如果你想做屈肌运动,你必须使肱二头肌和肱三头肌的硬度失衡,这有利于增加肱二头肌的硬度。这一切都表明,为了控制肢体的力量、速度和位置,神经系统会调节每块肌肉的硬度。

五、拉伸—缩短周期

如果一块肌肉在向心收缩之前被迅速拉伸,那么它可以产生更大的力量。这种现象被称为离心—向心收缩或拉伸—缩短运动,在运动结束或反向运动中经常看到。许多常见的活动,如跑步、跳跃和投掷都是这种类型的动作。它利用了一种叫做"伸缩周期"(stretch-shorten cycle,SSC)的现象。为何会增加力的确切原因尚不清楚,因此提出了几种理论。无论如何,如果反向运动不是被动的,而是主动的离心收缩,即同时被拉伸的肌肉被激活,这种方法是最有效的。伸缩周期背后的理论包括:①释放储存的弹性势能;②前负荷效应;③激发反射机制;④提供更多的收缩时间。

 缩短拉伸周期存储和释放弹性势能

最常用的拉伸—缩短周期增强的原因是它利用存储的弹性能量来实现更有力的收缩。储存能量的大小在很大程度上取决于拉伸速度,而速度在某种程度上取决于拉伸的长度。速度越快,存储能量越多,从拉伸到缩短(或偏心到向心)的转变越快,存储能量释放越多。

拉伸缩短周期可以节省三磷酸腺苷以备后用

拉伸缩短可能会产生更多的化学能(即 ATP),这种现象称为前负荷效应。这仅仅是因为收缩开始于一个更高的力(由于离心收缩),这样可以节省可用的化学能。肌肉收缩可以从较高的基准值增加力量,并利用更多的可用化学能。不过,这一理论没有太多的经验证据来支持该理论。

拉伸缩短周期可能通过反射引起肌肉进一步激活

拉伸缩短周期的拉伸阶段可能会引起肌梭兴奋,从而促进肌肉更强地收缩,并以更快速度产生张力。这样不仅增加了收缩力,而且减少了离心至向心收缩的耦联时间,增加了弹性势能的储存和利用。有一些实验证据证明了这种效应,但这并不是一个一致认同的研究成果。

持续的 SSC 收缩(例如,耐力跑)可能导致弹性部件变得柔软,这可能导致反射增益降低,进而导致 SSC 运动缺乏反射增强能力(Avela and Komi,1998)。Avela 等人(1999)还证明,反复被动拉伸也降低了反射敏感性,进一步支持了反复拉伸可能使肌肉/肌腱单元或肌梭本身的机械性能更柔软的观点,从而减少了反射增强。

拉伸缩短周期创造了更长的收缩时间

最近的证据表明,在拉伸缩短周期中最重要的因素是,肌肉在其向心收缩之前的离心收缩可使肌肉收缩更长的时间,从而提供足够的时间来产生更大的力量。

六、运动训练与机械特性

某些运动训练方式对肌肉机械系统有着直接的影响。特别是柔韧性训练(拉伸运动),是专门为减少肌腱的弹性硬度而设计的。肥大的肌腱组织也会影响硬度,但影响程度不同。这些训练引起变化的意义如下所述。

柔韧性训练的内在机制目前很大程度上还是未知的

柔韧性练习通常是为了增加关节的活动范围(range of motion,ROM)。一次拉伸运动可能会导致 ROM 短暂增加,而长期的拉伸练习可能会促进 ROM 长期增加。关节活动度的增加可能是因为:①肌肉—肌腱复合体的硬度降低;②肌腱复合体变长;③对拉伸的疼痛耐受性增强;④收缩元件的放松。令人惊讶的是,目前的研究对柔韧性训练后人类身上究竟发生了什么知之甚少。

动物研究表明,长期拉伸的效果可能通过增加肌节和(或)增加肌腱长度来增加肌肉长度(Taylor et al,1990；Noonan et al,1993)，而对肌腱的黏弹性能影响不大。人类在正常的拉伸过程中发生了什么还不得而知。然而，一些研究人员已经提供了充分的数据表明拉伸练习对长期 ROM 的改善可能是由于对拉伸的疼痛耐受性增强，而与肌肉本身的变化几乎没有关系(例如，Magnusson et al,1996)。Weppler 和 Magnusson(2010)已经提出了充分的理由，即减少感觉流出和减少疼痛信号是主要原因。但是，增强的耐受力可能纯粹是一种心理适应，或者可能是由于从肌肉发出的感觉变化。

　　另一方面，拉伸的急性影响可能是改变黏弹性。在这种情况下，肌肉柔韧性明显提高，也许是通过改变肌肉内的胶原蛋白。一些研究表明，为了获得持久的效果，每块肌肉至少拉伸 45 秒、重复 3 次以上；最多每块肌肉拉伸 7.5 分钟(5 组，每组 90 秒；Magnusson et al,1996)。在每块肌肉拉伸 7.5 分钟的情况下，拉伸效果持续不到 1 小时。若不能按拉伸规则拉伸，肌肉提高的伸展性和柔韧性会迅速消失。Magnusson 等人(2000)表明，在 45 秒拉伸后能够看到硬度的降低，在 30 秒之后的下一次拉伸之前恢复正常。其他研究表明，更严格的拉伸可能仅持续 10 分钟(Magnusson et al,1998)。

C 拉伸对预防受伤或者运动表现几乎没有效果

　　拉伸效应缺乏一个明确的机制，再加上有证据表明它只能产生暂时性影响，引发了拉伸运动的有效性的争议。事实上，过去 15 年的大量研究表明，在强度和力量表现降低之前进行拉伸会降低运动表现，而拉伸运动会减少受伤的情况也尚未得到证实。许多这样的研究很难转化为实际生活的情况，因为真正的拉伸远远超出了运动前通常进行的拉伸，并且随后的运动试验也进行得太早。例如，Taylor 等人(2009)指出，在进行静态拉伸之后，进行专项运动的热身运动，可以消除拉伸带来的负面影响。此外，静态拉伸和弹性拉伸可能会产生不同的结果。然而，这些研究为了解肌肉机械特性的变化如何影响运动提供了线索。

　　在急性拉伸后降低肌腱的硬度，可以减少系统的力量传递。一方面，采用弹性肌腱系统来吸收和消散力量，而不是传递力量。此外，由于长度—张力—速度条件的变化，弹性系统会改变力量的产生条件。在弹性系统中，在弹性元件硬度提高并将力量传递到骨骼之前，肌肉就能迅速收缩并且大幅度缩短。因此，在力可以传递的时候，肌节变短而且移动迅速——这两者都限制了力的产生。另一方面，拉伸可以激活抑制性反射通路或抑制肌肉被激活。

　　关于拉伸运动和预防伤害的数据不那么清晰，而且难以收集(Schilling and Stone,2000)。然而，在 Gleim 和 McHugh(1997)的一篇高水平的综述中提到"目前尚没有强有力的证据证明柔韧性或拉伸与拉伤、扭伤、劳损及过度使用的伤害率有关,这一结论目前适用于各类运动或不同的竞争水平……我们可能永远不会知道柔韧性和受伤之间的真正关系"。

 组织肥大通常会增加硬度

组织硬度取决于组织纤维的形态学和组织化学构成以及组织的健康状况、组织的长度和组织的厚度。如上所述的典型拉伸可能会改变组织形态、组织特征或组织长度以增加肌肉弹性。肥大的肌肉和肌腱组织,例如力量训练后肌肉围度的增加,可能由于组织厚度和组织密度的增加而导致硬度的增加。但这些硬度的变化可能很小,并且可以通过拉伸运动来平衡。

七、总结与应用

肌腱复合体的机械特性,包括其收缩特性、弹性和拉伸性,是神经系统如何控制肌肉力量输出和运动的重要因素。神经系统必须控制这些特性,甚至有目的地改变它们,以产生高效和有效的运动。

运动训练可以影响肌肉—肌腱复合体的机械特性。有实验室证据表明,拉伸活动可能会增加肌肉—复合体的弹性,从而阻碍力量和爆发力的表现。另一方面,其他证据表明,神经系统会调整其激活以控制这些机械特性的变化,特别是在拉伸活动不过度的情况下。总体上看,柔韧性训练(如拉伸以增加弹性)或力量训练(以增加硬度)似乎是增强肌肉肌腱健康的必要干预措施。

【参考文献】

[1] Avela J J,Komi P V. Reduced stretch reflex sensitivity and muscle stiffness after long lasting stretch shortening cycle exercise[J]. European Journal of Applied Physiology,1998,78(5):403－410.

[2] Avela J J,Kyrolainen H H,Komi P V. Altered reflex sensitivity after repeated and prolonged passive muscle stretching[J]. Journal of Applied Physiology,1999,86(4):1283－1291.

[3] Fukunaga T T,Kawakami Y Y,Kubo K K,et al,Muscle and tendon interaction during human movements[J]. Exercise & Sport Sciences Reviews,2002,30(3):106－110.

[4] Gleim G W,McHugh M P. Flexibility and its effects on sports injury and performance[J]. Sports Medicine,1997,24(5):289－299.

[5] Herda T J,Cramer J T,Ryan E D,et al,Acute effects o static versus dynamic stretching on isometric peak torque,electromyography,and mechanomyography of the biceps femoris muscle[J]. Journal of Strength & Conditioning Research,2008,22(3):

809 – 817.

[5] Magnusson S P,Simonsen E B,Aagaard P,et al,Viscoelastic response to repeated static stretching in the human hamstring muscle[J]. Scand J Med Sci Sports,1995,5:342 – 347.

[6] Magnusson S P,Simonsen E B,Aagaard P,et al,Biomechanical responses to repeated stretches in human hamstring muscle in vivo[J]. Am J Sports Med,1996,24:622 – 628.

[7] Magnusson S P,Aagaard P P,Nielson J J. Passive energy return after repeated stretches of the hamstring muscle – tendon unit[J]. Medicine & Science in Sports & Exercise,2000,32(6):1160 – 1164.

[8] Magnusson S P,Aagard P P,Simonsen E E,et al,A biomechanical evaluation of cyclic and static stretch in human skeletal muscle[J]. International Journal of Sports Medicine,1998,19(5):310 – 316.

[9] Magnusson S P,Simonsen E B,Aagaard P P,et al,Determinants of musculoskeletal flexibility:viscoelastic properties,cross-sectional area,EMG and stretch tolerance[J]. Scandinavian Journal of Medicine & Science in Sports,1997,7(4):195 – 202.

[10] Magnusson S,Simonsen E,Aagaard P,et al,A mechanism for altered flexibility in human skeletal muscle[J]. The Journal Of Physiology,1996,497 (1):291 – 298.

[11] McHugh M P,Cosgrave C H. To stretch or not to stretch:the role of stretching in injury prevention and performance[J]. Scandinavian Journal of Medicine & Science in Sports,2010,20(2):169 – 181.

[12] Noonan T J,Best T M,Seaber A V,et al,Thermal effects on skeletal muscle tensile behavior[J]. American Journal of Sports Medicine,1993,21(4):517 – 522.

[13] Patel T,Lieber R. Force transmission in skeletal muscle:from actomyosin to external tendons[J]. Exercise And Sport Sciences Reviews,1997(25):321 – 363.

[14] Schilling B K,Stone M H. Stretching:acute effects on strength and power performance[J]. Strength & Conditioning Journal,2000,22(1):44 – 47.

[15] Taylor D C,Dalton J D,Seaber A V,et al,Viscoelastic properties of muscle – tendon units. The biomechanical effects of stretching[J]. American Journal of Sports Medicine,1990,18(3):300 – 309.

[16] Taylor K,Sheppard J,Lee H,et al,Negative effect of static stretching restored when combined with a sport specific warm-up component[J]. Journal Of Science And Medicine In Sport / Sports Medicine Australia,2009,12(6):657 – 661.

[17] Weppler C,Magnusson S. Increasing Muscle Extensibility:A Matter of Increasing Length or Modifying Sensation[J]. Physical Therapy,2010,90(3):438 – 444.

第四章
动作发展

一、运动和感觉系统以及反射运动

到目前为止，我们已经看到运动的基本单位（即运动单位）可以通过多种方式控制力量、速度、甚至运动方向。但是我们不知道是什么让运动单位活跃起来，或者换句话说，是什么提供了控制作用。是什么使得运动单位以更快的速度放电，或者导致更多运动单位的募集？为什么一块肌肉进行了招募而另一块却没有？为了回答这些问题，我们需要看看神经系统，以及神经系统是如何激活肌肉的。首先，我们将研究反射的工作方式，然后我们将讨论自主控制并将反射和自主控制两者结合起来研究。

 感觉受体引发反射运动

根据定义，条件反射是由感觉刺激引起的非自主动作。这里我们只讨论由运动系统控制的躯体反射，而不考虑由自主神经系统控制的内脏反射。每个躯体反射都有一个感觉末端来检测和传递刺激，一个感觉神经元来传递信号，一个像脊髓一样的整合中枢来编码和传递信号，一个运动神经元来把信号传递给效应器官。当然，这里所说的效应器官是肌肉。接下来我们将用最简单的反射通路——牵张反射，来说明反射如何工作。

在牵张反射中，肌梭感觉末端检测到拉伸刺激，肌梭将机械刺激转换成生物电信号，信号通过感觉神经元传送到背部脊髓角，在这里它与运动神经元结合，进入被拉伸的同一肌肉。运动神经元被激活后引发起源于拉伸信号的肌肉收缩。这个单突触反射回路是我们许多运动过程的组成部分，其他反射回路要比其复杂得多。

在感觉神经元的外周末端是一个感觉末梢，也称为感受器。感受器是一种特殊的细胞器，被设计用来探测来自环境的刺激，并将刺激转化为神经系统能够理解的电信号。只有通过感觉末梢，我们才能意识到我们周围的世界和我们身体里的世界。

感受器有多种形式，可以按照几种分类方案进行分类。两个主要的分类方案是按接受刺激的来源性质划分。受体的位置可以广义地分为内脏内（内感受器或内脏感受器）（internoreceptors or visceroreceptors）或内脏外（外感受器或躯体感受器）（exter-noreceptors or somatoreceptors）。内感受器通常检测身体内部的刺激，主要用于给中枢神经系统反馈有关基本生理过程的信息，如身体温度、pH 值和平滑肌运动。大多数外部感受器位于肌肉骨骼系统内，在提供内部环境信息的同时，它们也检测外部环境和身体在外部环境中的行为。

感受器检测多种类型的刺激，并根据这些刺激进行分类。温度感受器（温度）、化学感受器（化学感受器和 pH 值）、气压感受器（流体压力）、光感受器（光感受器）、嗅觉感受器（气味）、味觉感受器（声音感受器）、机械感受器（机械感受器）和痛觉感受器（疼痛）遍布全身。本体感受器是一种特殊类型的机械感受器，用于检测肌肉骨骼系统中的运动，因此在运动行为中扮演着重要角色。

C 许多组织中存在各种类型的本体感受器

本体感受器是将人体运动信息传送到 CNS 的感受器，人体运动信息包括运动量和运动方向，以及运动的变化率和作用力。这些信息由 CNS 处理，并引起运动觉，即意识和潜意识对身体和肢体在空间中的定位和运动的认识。除了提供运动反馈之外，本体感受器直接或间接地启动骨骼肌反射动作，一些本体感受器还向 CNS 提供有关组织稳态的信息。

本体感受器位于肌肉、肌腱、韧带、皮肤和许多其他组织，特别是关节周围的组织。每个组织都可以包含不同类型的本体感受器，每个本体感受器提供不同数量和类型的信息。有些本体感受器的神经末梢包含在球状组织小体、周围的组织或组织之间交织的游离末梢中。刺激的类型以及感觉末梢对刺激的反应取决于组织和神经末梢的结构。有些末端可能对快速拉伸做出反应，有些对减缓持续压力做出反应，有些对剪切力做出反应，有些对直接压力做出反应。内耳的感觉末梢，称为前庭器官，是本体感受器的一种特殊形式，不能归类为躯体感受器。

本体感受器的机械刺激在感受器膜上诱发电位，如果刺激足够强，就可以形成动作电位。动作电位的放电速率与刺激强度直接相关。感受器灵敏性是感受器检测或辨别刺激物的能力。低灵敏度意味着它需要很大的刺激来引起感受器的反应。感受器的敏锐度类似于灵敏度，通常是指一起工作的感受器组合的灵敏性。感受器组合许多感受器紧密排列在一起，每个感受器的感受范围较小，总体对刺激会更灵敏，灵敏度高于感受范围较大的低密度感受器组合。

虽然几乎每一种组织的感觉末梢都能提供某种程度的运动信息,但有四种类型的本体感受器是最重要的。这些感受器包括肌梭、腱器、关节动觉感受器和前庭器官。

 ## 肌梭是一个复杂且可控的感觉器官

肌梭是分布于整个肌肉的相对较大的感受器,但通常集中在肌肉的深层位置。肌梭的功能是检测肌肉的拉伸和收缩特性,以便为 CNS 提供肌肉功能反馈,并引发肌肉的牵张反射。这两种功能对于产生协调的运动至关重要。看似简单的肌肉拉伸功能掩盖了一个事实,即肌梭是一个高度复杂的感觉器官,其复杂程度仅次于眼睛的光感受器。眼球和肌梭是全身唯一灵敏性和敏锐度可以被神经系统直接控制的感觉器官。

肌梭的感觉末梢包含在梭形结缔组织囊内。膜内首尾相连的是一种特殊的肌纤维,叫做梭内肌纤维或梭肌运动纤维。梭内纤维与周围的梭外骨骼肌在大小以及与其他肌肉和结缔组织的排列上有所不同。骨骼肌以肌腱—肌肉组织—肌腱的形式串联排列,而梭内纤维则以肌肉组织—肌腱—肌肉组织的形式串联排列。梭内纤维的中央肌腱区含有两种基本形式排列的胶质小袋,分别是核链和核袋形式。在核链纤维中,袋子像链条一样串联排列;在核袋纤维中,袋子密集排列,形成球根状的中间部分。

肌梭由两种感觉末梢支配。第一种是环螺状末梢,具有 Ia 型传入神经元,环绕在核链和核袋纤维的中央区域。第二种是花枝状末梢,具有 spII 型传入纤维,沿梭内纤维的梭内肌部分分布,主要支配核链纤维。花枝状末梢和环螺状末梢都对拉伸有反应,但末端的排列和位置以及核袋的排列方式导致了对拉伸的不同应答模式。各种不同的末梢排列使得肌梭对快速和阶段性拉伸、缓慢持续拉伸和强直性拉伸、拉伸速度、静态位置以及可能的拉伸力非常敏感。需要注意的是,肌梭的形态,包括核袋和核链纤维的数量以及感觉末梢的排列,在不同的肌肉或肌肉区域之间可能存在明显的差异,使得每个肌梭都具有特定性。

肌梭不同于其他感觉器官的一点主要是中枢神经系统通过收缩或放松梭内肌纤维来控制肌梭功能。γ 运动神经元支配中央囊区两侧的梭内纤维。这些神经元与支配梭体周围梭外骨骼肌的 α 运动神经元是分开的。有些肌梭有 β 运动神经元,同时支配梭内和梭外肌纤维。

C 肌梭对被动拉伸和主动收缩均有反应

对周围梭外肌组织的被动拉伸也会拉伸梭形包膜,随后是梭内纤维。随着梭内纤维的延长,环螺状末梢和花枝状末梢都向外延展。这种变形会干扰末梢的细胞膜,从而引发动作电位的形成。如果拉伸作用足够强,则会形成动作电位。随着拉伸时间的延长和拉伸速度的加快,神经末梢会产生更多的动作电位。根据伸展特性,环螺状末梢或花枝状末端可能会变得更加兴奋。通过 Ia 和(或)spII 传入神经元,拉伸信息被反馈到脊髓,在脊髓中建立连接,引起所在肌肉的收缩,也称为拉伸反射。

在主动收缩过程中理解肌梭的功能更具挑战性。当梭外肌收缩时,肌梭变短。理论上,这种缩短会导致肌梭变短和松弛,从而消除对感觉末梢的任何拉伸干扰,并导致肌梭停止活动,限制肌梭的功能。但这种情况并不会发生。在肌肉缩短过程中,梭内纤维通过梭外纤维旁的 γ 运动神经元收缩,这种现象被称为 α-γ 共同收缩。虽然整块肌肉是在缩短,但是中央核袋系统两端梭内纤维同时缩短会拉伸在中间的袋装部分,即在收缩过程中,梭内纤维变短,中心部分延长或保持不变。因为梭内纤维在某种程度上模拟了梭外纤维的缩短,大脑可以获得关于整个肌肉长度和缩短力学特征的反馈。此外,由于来自环螺状末梢或花枝状末梢的反馈因肌肉活动(离心收缩、向心收缩、被动拉伸)的不同而不同,大脑可以解释这些信号并准确地解释收缩特征。

C 中枢神经系统可以控制肌梭的敏感性和信号传导

大脑激活肌内纤维的能力使它能够设置肌梭的灵敏度,也称为伽马偏差或反射增益。梭内肌的低水平收缩使梭内纤维和核袋的中心部分收缩,产生低于阈值的启动电位,甚至有轻微的传入输出。不管怎样,肌梭对最轻微的拉伸也能做出反应,对适度的拉伸也会有强烈的反应。另一方面,大脑可能通过抑制 γ 运动神经元而降低肌梭敏感性。

肌梭能在其所在肌肉产生牵张反射并不是肌梭的唯一功能,其他的功能要比反射弧更加复杂。肌梭的活动是持续的,在我们所做的几乎每一个动作中都有直接或间接的作用。有些动作,例如投掷前的引臂动作,可能就能直接使用强烈的牵张反射。在其他运动中,肌梭活动可能需要被抑制。在一种叫做交互抑制的过程中,神经系统能够使得原动肌的协同肌肉得到促进,拮抗性肌肉被抑制。拮抗肌的抑制通常是由于传入信号通过脊髓内的 Ia 抑制中间神经元传递的结果。在对侧肢体上,神经系统对主动肌(被抑制)和拮抗肌(被促进)可能产生相反的作用,甚至可能对远端产生影响。例如,比目鱼肌的肌梭活动可抑制股四头肌的活动,是一个复杂的神经回路,可能涉及中间神经元,但可能是由标准的牵张反射引起的(Iles and Pardoe,1999)。

高速拉伸,产生一个快速反应,如经典的肌腱叩击医疗程序。这种反应是强烈和迅速的,例如肌腱被叩击后的膝跳。缓慢拉伸,就像姿势摇摆一样,会产生一种延迟反应。延迟反应是缓慢和持续的,经常发生在伸肌和姿势肌,因此通常称为姿势反射或反重力反射。

 ### 肌梭反应受外周和中枢因素的影响

肌梭反应的强度受许多因素影响。外周因素包括先前的肌肉活动量(即运动史)、活动类型,肌肉长度,这些都是影响牵张反射强度和相应的交互抑制的因素。脊髓中复杂的神经回路主要负责控制反射和交互抑制的表达。例如,如果踝关节背屈肌疲劳,那么背屈肌肌梭活动引起的交互抑制的强度就会增加,可能使比目鱼肌和腓肠肌的强烈收缩变得更加困难(Sato et al,1999)。不同的任务可能会改变相互抑制的程度。例如,在跳跃和行走过程中,由胫骨前肌收缩引起的比目鱼肌的相互抑制量比站立时更强,即使胫骨前收缩的强度相同(Lavoie et al,1997)。

过去的训练、经验和身体健康程度可能导致不同的肌梭反应模式。老年人和年轻人通常有非常不同的反射反应(Chalmers and Knutzen,2000)。Hoffman 和 Koceja(1995)指出,在视觉和体感方面,拉伸反射增益受其他传入信息的调节。尤其是在没有视力或支撑面不稳定的情况下,反射增益降低。在没有视力和表面不稳定的情况下,研究发现,脊髓的突触前抑制能够抵消牵张反射,以便对姿势有更多的中央控制。另一种解释是,脚底更多的皮肤输入可能会抑制反射。

脊髓上调节神经的重要性也见于脑损伤患者和中风患者。在"正常"条件下,大脑倾向于抑制反射。当大脑受损时,它可能不再抑制持续的牵张反射活动。当这种情况发生时,牵张反射会保持持续活跃,主动肌会处于痉挛性收缩状态。由于拮抗肌对牵张反射没有脊髓上神经抑制作用,因此可能使两条对抗肌同时处于活动状态或僵硬状态。

最重要的一点是牵张反射远远超过膝跳反射。肌梭一直在工作,反射动作的强度(包括交互抑制)不仅仅取决于主动肌的伸展或收缩量,其反射特征,包括近端和远端的促进效应和抑制效应,都受到其他反射回路的影响,并由脊髓上神经中枢中心控制,以满足任务的需要。

高尔基腱器和肌腱反射有时会抑制肌梭反应

高尔基腱器(Golgi tendon organs，GTO)是肌腱束内与肌纤维交织的游离感觉神经末梢。在拉伸肌腱期间，末梢收缩的方式与拉伸的方向一致。与肌肉组织相反，肌腱对伸展有很强的抵抗力，需要很大的力量才能伸展。正因如此，肌腱器官的作用更像是一个力量探测器，而不是一个运动探测器。然而，目前的研究表明，肌腱器官也可以对小的力量做出反应。

神经电路早期的实验证据都支持这样的观点，即通过肌肉收缩或外力刺激腱器，可以引起肌肉及其协同肌受到抑制，并促进拮抗肌及其协同肌的收缩。请注意，高尔基腱器反射回路不会导致效应器官的收缩，事实上，是为了限制收缩肌力量，以保护肌肉和关节。

在 Chalmers(2002)的一项综述中指出，肌腱器官带来的影响比最初认为的要复杂得多，它可能对肌肉产生抑制和促进的作用，取决于运动行为、收缩类型、拉伸类型(主动和被动)以及肌肉的类型(如屈肌和伸肌)。GTO 可以有相反的影响，即使是在相同的肌肉上，也表现出对反射活动受到脊神经影响。

肌腱反射和牵张反射是由同样的刺激激活的，但通常有相反的效果。这就提出了一个问题，即哪种反射会出现，哪些肌肉会得到促进，哪些肌肉会被抑制？肌肉间的作用会互相抵消吗？这种矛盾体现在整个神经系统，似乎显示其设计效率低下。经过更仔细的检查，我们看到它反映了一个复杂的设计结构，使神经系统能够以多种方式控制自主运动行为。例如，在高强度运动中，特别是没有训练经历的人，肌腱器官抑制行为会超过牵张反射，以保持肌肉骨骼受力在安全范围内。经过训练或经验积累，肌腱反射则会被脊髓中枢抑制，使肌梭能够更好地促进肌肉运动。

关节和皮肤本体感受器通常抑制肌肉收缩

在关节组织和大多数关节周围的皮肤中有四到五种不同类型的感受器。关节中的感受器被称为关节运动感受器。皮肤感受器在传统意义上并不被认为是本体感受器，但它们确实提供了与运动相关的信息，因此在这里被认为部分起到了本体感受器的作用。

感受器类型包括皮下、韧带和腱鞘中的环层小体。它们可感知关节角度的变化，这些角度变化对小体施加压力。鲁菲尼氏小体位于皮肤深层以及关节囊胶原纤维内。它们会对连续的机械性变形状态做出反应，并提供关节位置和关节位置变化的信息。

皮肤中的其他感受器,比如游离的树突状神经末梢,对触摸和疼痛有反应,因此可以充当本体感受器。在手(或者脚)皮肤,传入神经元与手运动神经元结合。轻微的手指压力可以产生相对强烈的手指肌肉收缩,比如大鱼际肌和指浅屈肌(McNulty et al,1999)。

作为一个整体,关节囊和内部关节感受器往往对周围的肌肉有强大的抑制作用,即关节源性肌肉抑制(arthrogenic mmuscle inhibition,AMI)。AMI 理论上被认为是可以保护关节免受过载,特别是如果关节已经有损伤。例如,在膝关节损伤中,损伤和炎症可能会激活关节受体,抑制股四头肌,促进小腿三头肌,并根据损伤的确切性质对腘绳肌产生影响。如果前十字韧带受损,腘绳肌可能会在神经肌肉调节作用下代替前十字韧带的功能。抑制股四头肌可能导致虚弱、运动失调,最终,会造成肌肉萎缩(Hopkins et al,2001)。

在肩部,轻微刺激盂肱关节囊的部分(主要是前部和盂肱韧带)会产生一个强大的且相对持久的抑制周围肌肉组织的作用(Voigt et al,1998)。解决这些反射是所有矫形外科康复计划的关键组成部分,并将在本书的最后几章中进行更详细的讨论。

前庭和颈部本体感受器控制右侧反射

前庭感受器,也被称为迷路感受器,可以检测内耳迷路内液体的运动。流体运动是由头部和身体相对于重力的运动,以及头部运动的速度和加速度引起的。它们的作用是维持平衡。

颈部感受器位于颈部的关节韧带中,提供关于头部和颈部位置的信息。它们与迷路神经感受器协同工作,以帮助维持平衡。

由前庭系统和颈部系统引起的反射被称为翻正反射,因为它们在跌倒时帮助人向平衡方向定位。翻正反射是头部重新定向的结果,也是手臂和(或)腿特定运动方式的结果。

根据 Kandel 等人(1992)的研究,前庭反射和颈部反射在向前倾斜时会引起背部颈部肌肉的收缩,使头部趋近直立。前庭脊髓反射在向前跌倒或倾斜时将引起手臂伸展和下肢屈曲,这是一种用手臂抱团限制下肢摔伤的本能反应。另一方面,前倾时的颈脊反射会引起上臂屈曲,这与前庭脊髓反射是对立的。

这些反射还有许多其他变化,取决于头部倾斜的方向以及腿和躯干的整体位置。这些条件反射最早见于婴儿,在学习新技能时最容易受到抑制或改变。

其他的反射运动来自于遍布全身的其他感受器

感受器反射反应很少单独起作用，通常与其他反射和自主运动行为相结合。例如，在高强度运动中咬紧牙齿这种行为，Takada 等人（2000）发现，牙齿紧咬促进了小腿肌肉的反射反应，并取消了比目鱼肌和胫前肌之间的相互抑制，这种效果的总和使小腿高度僵硬，可能产生稳定身体姿势的作用。

许多感觉末梢的作用是加强或抑制其他反射。例如伸肌推力反射、退缩反射和交叉伸肌反射就是这种反射整合的显著例子。

在伸肌推力反射中，本体感受器受到压力，特别是手和脚，会引起肢体伸展肌肉的反射收缩或易化。在推动运动中，伸肌继续被反射促进，这可以强化伸展运动。

而退缩反射则恰恰相反。这种反射主要是由感受器对刺激性疼痛做出的反应，比如被尖锐的东西戳到或者灼伤。这些感受器信号使得肢体近端屈肌收缩以退出疼痛刺激。

交叉伸肌反射结合了对侧肢体的退缩反射和伸肌反射，只在负重肢体中发挥作用。肢体受到压力导致肢体弯曲，对侧肢体伸展。这使身体保持平衡。例如，如果脚踩到钉子上，那条腿就会弯曲并离开钉子，另一条腿会伸展以补偿施加在钉子上的体重。

感受器和神经反射综述

感觉感受器为中枢神经系统提供有关身体内部环境和身体在外部环境中行为的宝贵信息。来自多个感觉神经的反馈信息，包括本体感受器和非本体感受器，为脊髓提供多模式信息，并最终到达大脑。除非这些大量的信息在脊髓和脊髓这两个层面被过滤和编码，否则它们不能有效地产生协调的运动动作。

本体感受器也可能导致直接或间接的肌肉反射收缩或抑制肌肉活动。这些条件反射在后台中不断地发挥作用，以修正、调节和执行几乎每一种动作。抑制反射的促进作用可能作用于同侧肌或远端肌。虽然有些反射是稳定和可预测的，多模式神经信息输入和脊髓神经对反射活动的控制还是会导致反射的表达在人和人之间的情况大大不同。

二、中枢神经系统启动和运动控制

大部分脑神经元组织直接用于控制运动，几乎大脑的每一部分都对运动行为有一定的作用。大脑的复杂性和相互关联性使得研究更加困难，甚至使人更加难以理解。然而,对神经解剖学的基本理解有助于我们理解这种复杂性,我们应该在训练个体改善其运动行为时考虑到这一点。我们可以用一个简单的飞行或打架反应的例子来说明我们如何做到这一点。

 ### 打架或逃跑时的反应突出了中枢神经系统控制运动的复杂性

假设有人伸手去拿他的登山鞋,手边出现一只蝎子。对大多数人来说,一系列复杂的事件发生了。视觉信息通过丘脑传递到大脑的视觉皮层。信号从丘脑和视觉皮层传递到杏仁核和海马体等其他结构。这些结构调节情绪和记忆,并且会强烈影响人的下一步行动。对于许多人来说,他们的记忆和情绪会达到最佳状态,并且会引起自动的恐慌或惊吓反应,这种反应来自运动皮层。相反,一个经验丰富的沙漠徒步者或蝎子训练者会学会克服恐惧反应,采取更有目的而平静的行动。事实上,有经验的人可能会弯下身子,平静地抓住蝎子把它赶走。这个简单的例子说明,尽管大脑中有专门的运动控制中心,但构建的运动计划考虑了来自大脑各个区域的大量信息。对大脑复杂性的理解强化了这样一个观念,即训练提高运动功能有时需要考虑到这种复杂性。

 ### 大脑的基本运动控制神经解剖学可分为大脑、小脑和脑干

大脑一般可分为三个区域:大脑、小脑和脑干。大脑是由两个大脑半球组成的,大脑半球可以进一步分为外部或表面的灰质区域,称为大脑皮层,以及包含灰质和白质的深部区域。大脑储存着有意识的神经组织,可以组织复杂的活动,储存学到的经验,接收感官信息。

布罗德曼分区和侏儒图是大脑映射分区的地图。左右脑皮质可以映射到布罗德曼分区,涉及从语言、听觉到运动功能的功能区。与运动产生最直接相关的布罗德曼区域是大脑皮层的运动、感觉和联系中枢。

锥体细胞轴突起源于运动皮层并形成锥体束,是神经元主要运动的控制束。这些运动神经元终止于脊髓,通常与其他运动神经元直接连接到肌肉。锥体束和锥体外系的运动神经元也与大脑和脊髓中的其他神经元有着广泛的联系。运动皮层的区域对应的身体部位和肌肉以一种特定的方式排列。这种排列方式可以用侏儒图表示。运动神经元和相应的感觉神经元在躯体感觉皮层明确提示了优先考虑的某些身体的部位。手和面部的肌肉,虽然在质量和数量上很小,但在大脑中有最大的代表区域。大量的脑组织专门控制手和脸,使大脑能够精确地控制这些肌肉进行沟通和情感表达。

皮层运动中枢显然在运动中起着重要作用,但是需要其他区域神经提供大量外界输入信息才能产生协调的运动。运动中枢将来自其他大脑中枢的信息整合起来,然后发出一个运动指令。感觉区域,包括听觉、视觉和躯体感觉中枢接收来自身体的感觉信息,并将这些信息传递到运动皮层。联想皮层也整合了感觉区域,参与了高级任务,如认知活动。

大脑深部的白质是沟通连接区,如胼胝体。胼胝体连接左右两侧,允许大脑两侧之间的交流。大脑深处还有被称为基底核的灰质囊袋,即基底神经节。这些结构通常位于大脑白质的深处,但也包含在白质内部。这些信息处理区域涉及运动的启动、停止和强度,以及调节学习的姿势和平衡行为。

小脑和脑干参与运动和非运动活动

小脑位于大脑的底部,参与平稳、协调的运动,尤其是快速的动作。小脑中的神经细胞比较来自运动中枢的预期运动指令和来自 PNS 的感觉信息,然后将更新的信息反馈到运动中枢。研究(Gao et al,1996)表明,小脑在非运动活动中也起作用,如解释感觉信息、报时和解谜等。

脑干位于大脑和脊髓的交界处,由中脑、脑桥和延髓组成。这些结构控制程序化、自动化的运动行为,如运动和姿势,这些被认为是较低水平的运动。这些结构作为脊髓和大脑之间所有纤维的通道,像交换台一样通过各种中枢结构处理和传递信号。这个复杂的神经网络,被称为网状结构神经网络,接收和整合来自中枢神经系统所有区域的信息。

脊髓也是一种中枢神经系统结构,连接着外周神经系统和中枢神经系统

脊髓是连接着外周神经系统和中枢神经系统的中枢神经元。脊髓的外层白质部分主要是神经纤维,它们向脊柱上下发送信号。脊髓内部是处理信号的灰质。脊髓可以像大脑皮层的侏儒图一样被映射,运动和感觉束位于特定的区域。脊髓内的直接运动功能是反射反应。脊髓可以根据感觉受体对脊髓的反馈来调节脊髓上下行运动指令。

运动功能的中枢神经系统控制概述

自主运动遵循一系列的事件,链条中的每个环节都与其他几个环节相连,并带有反馈和前馈控制。它出现在某个时间点上,移动的意志开始于大脑皮层或皮层下的某个区域,但这是一个相当有争议的话题。

在关联皮层、基底神经节和小脑的运动计划信息被收集和提炼后通过丘脑传送到运动中枢,然后,中枢将这个计划通过锥体束和锥体外系传递到脊髓运动神经元。反馈机制在所有级别上工作,以纠正错误和优化运动。最终在命令信息完成后,运动信号传输到运动神经元群和中间神经元群。这些运动神经元和中间神经元被称为最终的共同通路。

三、总结与应用

周围神经系统的运作,即感觉神经末梢和反射运动,是整个运动控制方案的重要参与因素。反射产生基本的运动模式,感觉反馈提供中枢神经系统控制和调节运动所需的关键信息。脑部对运动的控制不再被认为仅限于大脑的运动区域,影响和控制结构几乎分布在大脑的每一个区域。

这些信息的实际应用集中在训练大脑整合的需求上。经验、情感和目的等因素决定着大脑如何组织动作,因此在训练和实践中必须考虑到这些心理状态。例如,在不同的认知或情绪负荷下进行体育锻炼,可能会以不同的方式训练大脑,并可能在类似游戏的情况下产生更好的中枢神经系统适应。

【参考文献】

[1] Chalmers G. Do Golgi tendon organs really inhibit muscle activity at high force levels to save muscles from injury, and adapt with strength training[J]. Sports Biomechanics,2000,1(2):239-249.

[2] Chalmers G. Re-examination of the possible role of golgi tendon organ and muscle spindle reflexes in proprioceptive neuromuscular facilitation[J]. Sports Biomechanics,2004,3(1):159.

[3] Chalmers G,Knutzen K. Soleus Hoffmann-reflex modulation during walking in healthy elderly and young adults. The Journals Of Gerontology[J]. Series A,Biological Sciences and Medical Sciences,2000,55(12):570-579.

[4] Gao J H,Parsons L M,Bower J M,et al,Cerebellum implicated in sensory acquisition and discrimination rather than motor contro[J]. Science,1996,272:545-547.

[5] Hoffman M,Koceja D. The effects of vision and task complexity on Hoffmann reflex gain[J]. Brain Research,1995,700(1-2):303-307.

[6] Chalmers G R. Can fast-twitch muscle fibres be selectively recruited during lengthening contractions? Review and applications to sport movements[J].

Sports Biomechanics,2008,7 (1):137.

[7] Hopkins J T,Ingersoll C D,Krause B A,et al,Effect of knee joint effusion on quadriceps and soleus motoneuron pool excitability[J]. Medicine & Science in Sports & Exercise,2001,33(1):123-126.

[8] Lles J,Pardoe J. Changes in transmission in the pathway of heteronymous spinal recurrent inhibition from soleus to quadriceps motor neurons during movement in man[J]. Brain: A Journal Of Neurology,1999,122 (9):1757-1764.

[9] Kandel E R,Schwartz J H,Jessell T M. Principles of Neuroscience[J]. Appleton & Lange,1992.

[10] Lavoie B,Devanne H,Capaday C. Differential control of reciprocal inhibition during walking versus postural and voluntary motor tasks in humans[J]. Journal Of Neurophysiology,1997,78(1):429-438.

[11] McNulty P,Turker K ,Macefield V. Evidence for strong synaptic coupling between single tactile afferents and motoneurones supplying the human hand[J]. The Journal Of Physiology,1999,518 (3):883-893.

[12] Sato T,Tsuboi T,Miyazaki M ,et al,Posttetanic potentiation of reciprocal Ia inhibition in human lower limb[J]. Journal Of Electromyography And Kinesiology,1999,9(1):59-66.

[13] Takada Y,Miyahara T,Tanaka T,et al,Modulation of H reflex of pretibial muscles and reciprocal Ia inhibition of soleus muscle during voluntary teeth clenching in humans[J]. Journal Of Neurophysiology,2000,83(4):2063-2070.

[14] Voigt M,Jakobsen J,Sinkjaer T. Non-noxious stimulation of the glenohumeral joint capsule elicits strong inhibition of active shoulder muscles in conscious human subjects[J]. Neuroscience Letters,1998,254(2):105-108.

第五章
运动模式

为什么需要研究模型

对运动控制研究的核心在于大脑如何激活肌肉以产生协调动作和特定任务的运动。

研究发现,大脑的许多区域参与产生运动并通过感受器的反馈改变运动状态。一个有效的运动,是由数以百万计的突触,数千个运动单位和数百个肌肉参与进行的,还要考虑到肌肉的特性,如快肌纤维、慢肌纤维和肌肉黏滞性。了解所有这些组成部分是如何一起工作的,可以通过检查运动的基本结构即模型来更好地理解。

克服自由度是一个艰难的挑战

了解人类运动中最困难的问题之一是一个运动可以通过无数种可能的方式完成。例如,想象一下伸手抓住一杯热茶的简单动作。大脑必须根据手腕、肘部和肩部的运动为手选择精确的路径和速度,确定握持模式和手指的调度,以安全地握住杯子,且不会溢出热茶。在这样做时,大脑必须平衡原动肌和拮抗肌之间的肌肉力量输出,选择哪些原动肌,在这些肌肉中募集哪些运动单位,并维持躯干和肩部的姿势稳定。个人必须考虑到环境因素,如杯子的温度和滑度、杯子的距离、照明等。任何的重心移动都可以使抓住茶杯的最终结果发生改变,但大脑必须只选择一个。这个问题叫做自由度问题。

在人的运动环境中,自由度是运动系统中执行任务必须考虑到的要素或成分所对应的变量。大脑为什么或如何选择一个解决方案而不是另一个解决方案是许多研究的目标。在前面的章节中,我们了解到大脑使用了一些规则来制定和执行动作,这些规则有助于减少自由度,并和其他因素一起作用来帮助我们构建基本的运动模型。运动模型是关于运动是如何形成和进行的常规方案的描述。

一、运动模型

模型还提供了一个总体框架,说明哪些过程和生理系统有助于运动行为的形成和执行。我们使用这些模型有两个主要目的。首先,广义的目标是有一个概念性的框架,以了解运动是如何制定和执行的。这使得进一步的实验成为可能。第二,模型提供了一个实际操作的框架。例如,有了动作执行的基本框架,我们就可以设计出更有效的方案来增加肌肉力量和围度、从踝关节扭伤中恢复、减肥、训练精准的技术、从较难治疗的腰痛中恢复、改进高尔夫挥杆技术、帮助孩子学习从系鞋带到扔铅球的技巧、学习发掘孩子的才能,等等。

反射、层次和系统模型给运动的形成提供了不同的视角

运动模型一般包括三种基本模型:反射、分层和系统。所有这些模型都为运动是如何形成和执行提供了一定程度的解释,但我们将使用以一种只有系统理论的方式来应用。即使有了这些模型,我们也不完全能很好地了解运动的学习和产生,即使是最简单的运动,也没有任何明确的答案。

该框架利用此来解决运动问题,直到我们进入运动控制的心理方面,才是完整的。然而,在这一点上,我们可以提供一些基本、实际的指导方针。

二、反射模型

反射模型表明,所有的运动都源于将反射动作连接在一起,从而为复杂行为建立研究的模块。拿低等动物来说,像反胃这样的饥饿刺激会促使青蛙引起注意并开始寻找虫子作为食物,苍蝇的嗡嗡声和视觉会触发舌头的抽搐,苍蝇黏到舌头上会触发吞咽。学习来自典型的和操作性的条件反射,就像巴甫洛夫的狗流口水。反射模型是基于固定的神经回路的存在,如中央模式发生器(central pattern generators,CPGs)。CPGs是一种先天神经系统通路,当激活时会产生协调的运动模式。

CPGs是天生的神经系统回路,产生有规律的运动

CPGs常常体现在许多较低等的动物行为中,如蝗虫飞行。蝗虫大脑或其他神经系统结构中的一个单一的指挥神经元,就可以产生运动模式发生所需要的神经冲动。一旦翅膀拍动,它们交替地引起拮抗肌的牵张反射,从本质上进一步带动翅膀运动的交互影响模式。当然,人体的结构比简单动物的要复杂得多,人体中的CPGs可能深深地嵌入到神经系统的结构中,以至于它们的存在受到了争议。CPGs类似于老式时

钟上摆动的钟摆。钟摆是"指挥神经元",它触发复杂的齿轮阵列,最终转动时钟的指针。时针、分针和秒针都以不同的速度旋转。没有电信号,没有大脑,只是一个独立运行的硬件过程。电子计时器也是这样工作的,有一个电池和石英晶体为运动提供定时脉冲的驱动力。但是,人类或者其他高等动物是否真的能以这种方式运作还有待进一步研究。

C 开发 CPGs 在脊髓损伤康复中具有广阔的应用前景

以脊髓猫的经典实验为例(模型中的猫脊髓在大脑下方被切断,但还活着),猫可以在电动跑步机上行走。每一只脚掌的迈步和在跑步机上移动的刺激都会触发其他腿的动作,使得猫能够以协调步行甚至小跑的方式移动。不仅如此,在跑步机上练习走路会导致更长时间、更协调的行走,这表明脊柱反射回路学会了这个技能。这些发现得到了组织化学分析结果的支持,显示脊髓神经元功能发生了变化。

较多的研究证据表明,人类有一种特定的 CPG 形式的运动。有部分研究利用体重支持系统来训练脊髓损伤患者,患者在跑步机行走,部分体重由一个悬吊康复系统承担,这种类型的"训练"规范了行走模式,并促使脊髓或脑干学习。这些研究的结果还处于初级水平,但其中少数研究表明,体重支持训练与传统的物理治疗相比能更有效地使中风和偏瘫患者去行走或行走得更好。米纳斯和他的同事做了一项细致的研究,他们在人体脊髓中植入了电极提供对腰椎区域的紧张刺激,在刺激下患者开始了腿部的踏步模式。研究人员还在体重支持训练中给予腰椎刺激,发现与没有刺激相比,腿部肌肉的激活要大得多。

显然,人们移动和组织复杂的运动的方式不能用反射模型来解释。其他的模型,称为层次模型,已经被设计来解释运动中大脑是如何参与和进行决策的。

三、层次模型

层次模型是基于自上而下的控制类型,换句话说,较高的大脑中枢向较低的大脑中枢发送命令,较低的大脑中枢与脊髓连接并且对脊髓发送命令。脊髓向肌肉发送信号。层次系统假设开环系统主导闭环系统。在开环系统中,所有相关的运动命令信息都是前馈的。完整的运动指令信号起源于较高的中心,并最终到达肌肉。

来自肌肉和其他感觉的反馈信息系统回到大脑中心,但主要用于准备或修改下一个运动。运动的启动纯粹是开环的,因为没有先前的运动来提供反馈。

在闭环系统中,感受器提供的反馈有助于改变正在进行的运动。反射模型基本上是闭环的,反馈到中央集成中心,本质上驱动所有前馈命令。在分层模型中,来自更高大脑中心的命令(前馈)启动运动,独立于任何反馈。尽管反馈可以用于修改现有或未来的命令。此外,较高的中枢可以监督和调节反射运动的表达。

Schmidt 的图式理论是主要的层次模型

Schmidt 的图式理论假设存在存储在大脑记忆中心的一般动作程序(generalized motor programs,GMP)。GMP 被定义为各种行动的一般表现形式或一类行为。当大脑想要进行运动时,它选择最相关的运动程序,其中包含执行运动所需的信息。该模型的 GMP 部分跨越到运动学习理论,但提供了有用的指导方针提示运动控制系统如何工作以减少自由度。图式理论表明,虽然闭环系统存在,但运动程序是在自上而下、开环的形式。闭环反馈可以帮助修改正在进行的运动,并提供信息,以便调整 GMP 适应以后的运动。同样,图式理论并不排斥反射或其他先天运动模式,如 CPG,只是简单地将它们作为 GMP 的一部分。

固定特征和参数

GMP 具有固定特征和参数。固定特征,又称表面特征,是动作不变的一些特征,包括相对力量、相对时间(节奏)、动作顺序等技术组成部分以及这些组成部分的排列顺序。参数是在动作类别中可以更改的特性,包括整体力量,整体持续时间,以及使用的特定肌肉。

固定特征和参数可以共同发挥作用。以投掷运动为例,投掷运动包括四个部分:第一部分是后摆,第二部分是从后摆到前冲的过渡阶段,第三部分是前冲,第四部分是后续。运动以三种速度进行(这需要不同的绝对力水平)。不管运动的实际速度或时间(绝对持续时间)如何,每个部分对运动贡献相同百分比的时间(相对持续时间)。参数是指需要多少绝对力来推动球达到正常、缓慢或者快速的速度,肌肉活动完成任务的实际持续时间,以及什么肌肉实际上参与了运动。在缓慢的运动中,参与的肌肉可能较少。

研究运动程序理论的实验通常使用简单的运动和简单的实验操作,如慢速度与快速度以及有或没有精度要求的运动。还有一些实验的重点是比较左臂和右臂的运动性能。这些实验的结果中,速度一准确性权衡,双侧控制,和双侧缺陷等结果强烈支持运动程序的存在,并进一步给我们一个坚实的观点,那就是运动涉及神经生理和心理两方面的因素。

速度一准确性权衡。这是人类运动研究中最有力的发现之一。这是一个简单的概念,较高的速度会与较低的准确性相关,或相反,运动中必须放慢速度才能精准动作。菲茨定律用公式详述了这一点关系:$MT = a + \log_2 \frac{2D}{w}$。

简单地说,运动时间是移动距离和目标大小的函数。当有较小的目标时,在距离一定的情况下,需要更长的运动时间(即较慢的运动速度),因为较小的目标意味着更高的精度要求。较长的距离意味着较长的运动时间,但不一定是较慢的运动(更多的距离意味着更多的时间可以用来建立力量和速度,就像上发条一样)。因此,较长的距离往往会导致更快的运动,这会进一步降低精度。

动作程序理论解释了运动的速度与准确性之间的关系。以肘部屈曲运动为例,肱二头肌激活加速肢体运动,然后肱三头肌在目标前抑制肢体运动。对于快速运动,使用相同的基本运动模式,但肌肉激活范围更大,收缩更快。原动肌调整神经冲动的时间较少,拮抗肌在目标前停止的时间也较少,神经系统没有时间收集和处理反馈。因此,运动程序需要从一开始就完全确定,并为运动偏离目标时的情况也制定相应的调整方案。为了获得高精度,往往需要降低动作的速度,以便瞄准目标,并在必要时随时使用反馈调节。

如果任务没有精度要求呢?如果不是自我停止运动,而是有一个大障碍物来迫使其停止运动呢?肌电图的轨迹会怎样变化?还是以肘部屈曲动作为例,肱二头肌收缩的持续时间会更长,肌电图在非目标运动中的振幅更高,并且由于没必要去做制动运动,所以肱三头肌的肌电图波形振幅很小。

为什么肱三头肌还是会有少量的活动呢?主要有以下两种原因:第一是因为它是快速运动的运动程序的一部分。另一种原因是因为拮抗肌与原动肌在功能上是相连的,这是肌肉一个固定的特征。没有拮抗肌的作用的话原动肌很难被激活,拮抗肌会发挥稳定关节或者协助肢体的进行反转运动的作用。拮抗肌通常表现出交替作用的运动模式,这是其固有的工作模式,部分是基于反射弧。值得注意的是,肱二头肌肌电信号的幅度较大,持续时间较长。在不需要停止的情况下,由于没有必要限制发力,否则可能抑制肱三头肌的拮抗能力,肱二头肌可以最大限度地增加振幅。但为什么肱二头肌收缩的持续时间更长?在上面第一个例子中(当运动需要停止时),肱二头肌必须停止发力,以便肱三头肌可以开始发力。如果只能在有限的时间来激活加速肌肉和制动肌肉,且制动肌肉只有在加速肌肉之后才能激活,那么加速肌肉必须限制它的作用时间,以便保证足够的时间来激活制动肌肉并产生作用力。这类似于你开车时把你的脚从油门上移开,把它移到刹车上。当你正在快速移动并需要停止时,你必须在停止点之前把你的脚从油门上移开,留下足够的时间、空间来踩刹车。

记住,肌肉在功能上是以交替激活的方式联系在一起的,其中一些联系是通过反射激活的。因此,不激活肱三头肌或不提供时间激活肱三头肌,肱二头肌可以激活较长的一段时间。由此可以看出,GMP 的许多固定特性都是基于神经生理学和神经肌肉特性的。

因此,GMP 可以解释大脑是如何考虑运动控制特性来制定运动计划的。但这并不能解释运动中为什么选择速度而不是精度或选择精度而不是速度。心理因素有助于解释运动的原因或运动的策略。过去的经验和情况也会产生一种或另一种选择。例如,老年人通常选择准确性而不是速度,因为他们学会了谨慎。年轻人往往做相反的事情,这可能就会涉及文化和生物学上的解释。策略不同,即使在简单的速度与精准度的选择上,也会造成不同类型的肌肉激活。GMP 受心理方面因素的影响,特定的运动方案可能会改变活动的力量或持续时间。如果运动计划是要求精确度的,那么绝对力可能会减少,绝对持续时间会延长;同时也可能引导人体使用不同的肌肉,例如完成动作时为了保证精确度而使用更多的手腕、手部肌肉,而不是手臂肌肉。

双手协调是一种同时使用双手的运动情况(同时使用双腿是双侧协调)。根据动作程序理论,指令必须同时发送到两个手臂:如果你想用每个手臂做两件不同的事情,那么你就要给每个手臂发送不同的电信号。这似乎很简单,但在实践中是困难的。例如你可以试试用一只手揉你的头,用另一只手拍你的胃这样的简单任务,体会用每只手臂做不同任务的困难。为什么这么难呢?

为了回答这个问题,研究人员 Steven Kelso 和他的同事设计了一些实验,在这些实验中,手臂或手被分配做不同的任务。具体来说,每个手臂被指定单独做长和短的快速运动(单侧运动),或与另一个手臂相结合做双侧运动。实验中,有时两只手臂做短运动或长运动(对称);有时一只手臂移动短,另一只手臂移动长(不对称运动)。研究发现,当参与者以不对称的运动进行双侧移动时,手臂往往会一起移动,从而同时开始和停止。要做到这一点,手臂在移动很远的距离时加快速度,手臂在移动很短的距离时减慢速度,这称之为同化现象。研究结果还表明,这两个手臂都被限制作为一个功能单位工作,这被称为协同结构。协同结构是身体部分或多个肌肉,动作本质上是连接在一起的,作为一个单一的功能单位工作。这些节段或肌肉的连接通常有某种神经或解剖基础,但还需要通过实践或经验得到加强。通过拓展联系,大部分情况下协调结构可以通过练习而打破原来的协同结构,构成新的动作模式。

关于双侧控制的另一种观点来自单腿(单侧)或双腿(双侧)自行车测力计步器的

实验。在 Ting 等人的一个设计严谨的实验中发现,单腿蹬踏的控制机制与双腿不同,而且效率较低。因此,即使踏板的速度和力量是相同的,一条腿作用在踏板也是"不协调的"。这是因为每条腿都依赖来自另一条腿的感官信息来建立协调模式。对于腿来说,特别是相互激活模式(一条腿弯曲,另一条伸直),两条腿是相互组合的,提供了证据表明这种协调结构可能是某些中央模式发生系统的一部分。

一般动作程序理论与协调结构很好地吻合。正如 Kelso 的研究所表明的,协调结构与时序模式紧密吻合。根据 GMP 理论,绝对和相对时间是任务的组成部分。在协调结构的情况下,绝对时间和相对时间都要根据来自肢体的感觉信息来进行调节。例如,在上述的自行车实验中,腿的"自然"相互激活时间与感官信息有很大关系。GMP 理论上知道这个时序模式,并用它来帮助设置运动的时序模式。即使有某种CPG,这并不意味着大脑没有参与。大脑可以与 CPG 一起工作,在与 CPG 协同结构一致的时间结构下发送所需能量激活运动(例如设置相对力和绝对力)。

双侧迁移是指熟练的运动技能从一个肢体转移到另一个肢体的能力。以力量训练为例,仔细观察这一现象。一只手臂的力量训练会让那只手臂的力量增加。它也很可能在另一只手臂上产生力量增加。这也被称为交叉迁移、交叉习得或交叉锻炼。据报道,未经训练的肢体力量在双侧迁移过程中可能最多增加77%或135%。

这一现象有两个主要解释。一种解释是基于 GMP 理论的,作用于一个肢体中产生运动的运动程序简单地作用于另一个肢体。在训练过程中,接受训练的肢体变得更强壮,一部分原因是运动指令的变化,这是运动程序的一部分。这个新的和改进的运动程序应用于未经训练的肢体。

另一种解释是,在训练过程中,一只手臂的运动程序命令也被发送到未经训练的手臂或控制未经训练的手臂的神经结构。这种运动指令从大脑的一侧溢出到另一侧的现象称为中枢溢出,而将指令传导到未经训练的肢体被称为神经运动溢出。如果发生这种情况,未经训练的肢体就会受到附带训练。

在单侧运动中,通常可以在未训练的手臂上看到肌电活动(即肌电)。据说这种溢出训练对未经训练的手臂产生作用,但正常健康人的神经运动溢出是微乎其微的,即使它存在,也不足以引起生理训练刺激。在未经训练的肢体运动过程中看到的肌电活动通常不是命令信号的溢出,而是稳定姿势发出的电信号。身体一侧的肌肉动作和负荷需要全身(包括对侧)的肌肉动作,以稳定身体,维持身体平衡。单侧肌肉电刺激的研究发现非刺激手臂的力量增加,表明对脊髓的神经生理学促进作用有助于进行交叉训练。

那么,在运动训练过程中应学习并修改什么,特别是力量训练? 我们可以推测,运动单位是如何被激活并产生变化的,原动肌和拮抗肌之间的协调,以及控制反射行为都是可以被学习的。动作程序有很好的证据支持其存在,但动作程序理论有局限性,还不能提供方便实践者的方案。然而,一个新兴的模型提供了一个实用的方案,我们可以在现实生活中使用。这种称为系统方法的模型并不具体包括或排除反射模型、协同结构或动作程序,而是将产生熟练和有目的的运动作为许多因素相互作用的结果。对于实践训练工作者来说,理解这些因素的相互作用是很重要的,因为通过操纵这些因素可以实现最有效的训练。

四、系统方法

根据 Shumway-Cook 和 Woollacott 的研究(2001),系统方法理论中的基本概念是,动作"产生于个人、任务和执行任务的环境之间的相互作用。因此,动作不仅仅是肌肉特定运动程序或刻板反射的结果,而是知觉、认知和动作系统之间动态相互作用的结果"。"方法"这个名词在这里被使用,是因为这个模型提供了不仅仅是对运动形成的理解,也是实现运动行为训练的实用方法和策略。

动作系统包括人体负责产生运动的各个系统,包括神经肌肉、骨骼和心血管系统。系统方法不是完全等同分层的,而是具有针对性的分类分层的。例如,系统方法可以研究社会环境如何影响个人的运动选择或动机,任务规则如何影响运动选择,研究边界线是如何既是任务又是环境约束。

系统方法表明,知觉与感觉一样重要或者更加重要,因此运动中必须将所有改变或影响感知的个体因素考虑在内。感觉是在外部环境中感受到的信息,如温度和光线,以及内部身体环境,如血液 pH 和肌肉拉伸。知觉是对所感觉到的事物的理解。由于不同的环境,同样的刺激可以在不同的场合以不同的方式被感知到,从而影响机体做出不同的反应。例如,领跑者腿上的麻木疲劳和疼痛可能是更用力奔跑的动力;但如果感觉消极,同样的疲劳和疼痛可能会导致跑步者绝对想放弃。总之,情绪状态和其他心理因素是强烈影响运动表现的重要影响因素。还必须考虑对这一行动施加环境因素和限制。例如,使用高科技网球拍和旧木网拍可能改变的不仅仅是球员的策略,还可能改变特定的手臂协调机制。当使用木拍时,协调系统可以部分地调节,以控制由于木材的特性和击球位置(网球拍的甜区)而发生的振动,协调模式也可能是增加抓地力。随着高科技网拍的发展,振动问题越来越少,因此网球拍的控制也有所不同。再比如,以棒球为例,社会和任务环境是 20 世纪 90 年代末美国大联盟棒球全垒打背后的主要影响因素。球队的期望,新的体育场馆,棒球技术,力量训练计划和类固醇的使用都与打出大量的本垒打有很大关系,不一定是因为技术或球员的力量。社会和环境因素促使球员改变他们的挥杆方式,用新的方法来打棒球,以获得更多的全垒打,练习全垒打挥杆,而不是担心出局。

动力动作理论(也称为动力系统理论)是动态系统如何工作的因素之一。这一系统理论表明,身体有自我组织的意识,如协调结构。另一种自我组织意识是,身体部分具有一定的质量、惰性和黏弹性等力学性质,所有这些都会影响身体部位的运动方式。例如,在行走过程中,大多数人的行走速度类似于腿部自然下垂的运动。这种摆动速度是基于腿的长度、质量和重心所有固有的力学性能。

动力系统的固有特性是所有系统彼此之间的相互作用和影响。一个系统的变化会导致其他系统的变化,因为交互系统希望找到一个稳定的平衡点,优化或使所有系统的性能保持一致,例如最大限度地减少能量使用。例如,人体呼吸通气率可能与运行速度有关,而不仅仅是随着工作量的增加而增加。通气率和跑步速度也可能需要与内脏的弹性运动相协调。例如,人或者四足动物的肺都存在力学和神经系统的耦合。此外,运动和呼吸节律在精细操作物体时互相配合,这可能是因为胸间压力改变了物体操纵过程中的躯干的稳定性,或传入的气流在某种程度上有利于对物体的操控。拮抗肌相互激活模式的性质也体现了一个自我组织系统。

系统需要协同工作,才能寻找稳定而一致的交互关系。改变一个小的系统对整个大功能系统的影响可能很小,但在某些情况下,即使是一个系统中的一个小的中断也会导致整个功能系统遭到破坏。这种不稳定似乎是一种消极现象,但并不总是如此。不稳定导致身体改变和适应。例如,在快速行走过程中,行走速度的轻微增加会导致步态向跑步步态过渡。步行速度的轻微提高会使整个系统紊乱,改变跑步的步态(一个非常不同的协调模式)是必要的,跑步步态成为新的稳定状态。转向跑步是一种自组织原则,包括代谢、肌肉、神经和力学因素等的组织。

为了促进新的和更好的系统运作,往往需要有目的地造成不稳定。大多数体育训练的目的是破坏稳定,例如力量训练带来的高强度的力学刺激和疲劳压力。这种压力会破坏组织,进而导致修复过程产生新的、更强的组织。

破坏稳定并不总是有这样积极的结果。更改一个变量,即使是"更好",也可能对总体性能产生微小的影响。例如,提高力量可能对运动成绩没有影响。有时,其他系统必须以消极的方式进行调整,以稳定系统。

系统方法为实际使用提供了最好的框架,因为运动中仅仅知道运动控制系统是如何工作的来提高运动系统性能是不够的,有必要了解有哪些内在因素和外在因素以及这些因素如何影响熟练运动的产生。系统理论给出了从任务、环境和个人多个维度相关的因素。

五、总结与应用

模型是为了解释运动是如何以有组织和合乎逻辑的方式组合在一起的。反射模型假设许多基本的运动模式和行为(如步行)只是简单的在脊柱水平上自动化的连线反射电路控制,不需要思考或决策。层次模型认为较高的大脑中心通过一个明确的命令结构来控制运动。运动的各个方面都作为运动程序储存在记忆中,可以修改为不同的情况。反射控制和层次控制的证据都很强,但这两种模型都没有提供一个可以实际应用的模板。

动态系统理论以不同的方式处理对运动的控制。这种方法更多地基于哪些因素影响运动的控制和产生,因此产生了改变运动行为的方法。动态系统理论认为,有目的运动来自环境因素、任务相关因素和个体特定因素的相互作用。面对环境、任务和个人施加的限制,大脑需要自我组织运动以满足任务需求。

Shumway-Cook 和 Woollacott 描述了一种利用系统理论制定康复人群运动处方和运动干预的方法。他们的方法是从最终的运动的要求开始,即采取面向任务的方法。他们的指导方针从一组基本的问题开始,但在所有情况下,这些问题都是为了评估个人、环境和任务的约束和相互作用来设置的:

(1)参与人群可以在多大程度上执行功能任务?他们能做什么,他们不能做什么?他们想做什么?

(2)参与者用什么策略来执行任务?是否可以采取或改变策略来改变任务条件?

(3)限制参与者的感觉、运动和认知障碍是什么?这些损伤可以改变吗?

(4)给定一组损伤,参与者是否可以达到最佳表现?或者尽管可能有损害,是否有一些干预可以帮助改善参与者的策略以完成任务?

这些问题,或者这种方法,可以从高度功能障碍的病人到高技能的运动员,或者患有典型疾病的普通人。例如,考虑到一个有点超重的中年妇女,缺乏运动技能(例如,不知道如何骑自行车,弹跳能力较差),肌肉骨骼有如腰痛和僵硬等问题。我们的测试主要是要评估这个人能做什么,不能做什么,想做什么。也许她很想运动或者带着她的孩子玩耍,但有一定困难。另外,也许她爬楼梯有困难,也许她每天早上醒来都很僵硬和酸痛。那么她如何完成任务。当她和孩子玩摔跤游戏的时候她是想站着的,还是想趴在地上? 她有什么身体上的损伤或障碍? 她是不是力量薄弱,缺乏灵活性,不知道如何跌倒和翻滚? 从认知上讲,她是不是害怕跌倒或者弄脏衣服? 是否可以为她提供一个典型的运动科学环境(如健康俱乐部)来帮助她运动? 为了回答上面的这些问题,传统的运动处方是不够的,例如让她进行每周 3～5 次的有氧运动,每周 2～3 次的力量训练,以及标准的热身、整理运动和柔韧性训练。相反,这是功能训练。

【参考文献】

[1] Barbeau H, Visintin M. Optimal outcomes obtained with body-weight support combined with treadmill training in stroke subjects[J]. Archives of Physical Medicine and Rehabilitation,2003,84:1458 - 1465.

[2] Duysens J, Van Wezel B, Van de Crommert, et al, The role of afferent feedback in the control of hamstrings activity during human gait[J]. European Journal of Morphology,1998,36(4 - 5):293 - 299.

[3] Handford C C, Davids K K, Bennett S S, et al, Skill acquisition in sport: some applications of an evolving practice ecology[J]. Journal of Sports Sciences,1997,15(6):621 - 640.

[4] Lee, H T, Banzett R B. Mechanical links between locomotion and breathing:Can you breathe with your legs[J]. News in Physiological Sciences,1997,12:273 - 278.

[5] Mateika J, Gordon A. Adaptive and dynamic control of respiratory and motor systems during object manipulation[J]. Brain Research,2000,864(2):327 - 337.

[6] Minassian K K, Persy I I, Rattay F F, et al, Human lumbar cord circuitries can be activated by extrinsic tonic input to generate locomotor-like activity[J]. Human Movement Science,2007,26(2):275 - 295.

[7] Shumway-Cook A, Woollacott M H. Motor Control: Theory and Practical Applications[J]. Lippincott Williams & Wilkins,2001.

[8] Ting L, Raasch C, Brown D, et al, Sensorimotor state of the contralateral leg affects ipsilateral muscle coordination of pedaling[J]. Journal of Neurophysiology,1998,80(3):1341 - 1351.

[9] Hortobagyi T T, Lambert N J, Hill J P. Greater cross education following training with muscle lengthening than shortening[J]. Medicine & Science in Sports & Exercise,1997,29(1):107 - 112.

[10] Van de Crommert H W,Mulder T T,Duysens J J. Neural control of locomotion：sensory control of the central pattern generator and its relation to treadmill training[J]. Gait & Posture,1998,7(3):251 – 263.

[11] Zhou S S. Chronic neural adaptations to unilateral exercise：mechanisms of cross education[J]. Exercise & Sport Sciences Reviews,2000,28(4):177 – 184.

运动学习

第二篇

运动学习是研究大脑如何计划、学习和执行动作，以及那些影响运动的计划、学习和执行的因素。理解这些动作的关键是运动技能的测量和分类。在本单元中，我们还将研究重要的信息处理因素，特别是注意力、记忆和决策，最后，看看实践方法。

第六章
运动技能的测量

运动技能学习的定义不仅仅涉及运动技能的学习和获得，还包括任何影响运动技能的计划、生产和执行的心理或行为因素。为了更好地理解这些因素是什么及其对运动技能的影响，有必要对运动技能性能进行分类和测量。

一、运动技能的分类

不是所有的运动都是相同的。有些运动需要适应不断变化的环境，还有些运动是依靠像球这样的外界物体来完成的。有些运动是快速的或笔直的，有些是缓慢的、持续的和精确的。然而，有一些基本特征可以帮助对运动进行分类，这将有助于运动技能的教学，监测康复运动进展，以及进行运动处方。运动技能的分类主要是基于运动的准确性和环境的稳定性。

 运动技能可以根据运动准确性和环境稳定性进行分类

基于运动准确性的分类一般指粗大运动技能与精细运动技能。粗大运动使用大肌肉群且一般没有精度的要求，如步行和跳跃。精细的运动技能使用小肌肉，对精度有较高的要求，如写作和缝纫。精细的运动技能也可以定义为感知运动技能。精细动作和粗大动作之间存在一个连续体，许多动作都包括这两种类型，如投掷。

基于环境稳定性的分类是指封闭性运动技能与开放性运动技能。封闭性运动技能是在稳定和可预测的环境中执行的任务，环境或环境中的物体等待个人采取行动。例如保龄球、定点射击和高尔夫球。封闭性运动技能是按照自我节奏进行的，这意味着个人选择自己的行动节奏。开放性运动技能是在不断变化和不可预测的环境中完成的，操作者根据环境中发生的情况行动。例如拍打球、运球通过防守队员、汽车驾驶等都是开放性运动技能。开放性运动技能一般按照外部节奏进行，意味着环境影响运动技能的预判和启动。因此，开放或封闭的运动技能关系到运动员做什么；自我节奏与外部节奏关系到运动员何时行动。

 运动功能和环境稳定性的分类提供了切实可行的分类方案

哥伦比亚大学的研究员 Ann Gentile 设计了一种将运动准确性和环境稳定性相结合的分类方案。简化版本如下所示。该模型中的运动准确性（动作功能）已被分解为自身控制类（例如坐、站）、身体活动类（例如运动、游泳、跳跃）和物体操纵类（通常是用手，但也包括踢、航向球）。从自身控制类到身体活动类再到物体操纵的任务时，任务变得更加复杂，通常需要更多的注意力进行信息处理。这一分类方案还包括内部的可变性，指的是环境背景是否每次都有很大的区别。这个区分通常用于研究背景，有时在现实生活中应用效果不太好。

	运动功能			
	身体很稳定		身体位置的改变和身体姿势的变化	
环境背景	没有操作目标	有操作目标	没有操作目标	有操作目标
静态的：没有内部变异性	睡觉，静坐	工业缝纫	在轨道上运行	重复挺举
静态的：有内部变异性	集中注意力站立	篮球罚球，步枪射击	行军演习	高尔夫，保龄球（每次情况不同）
动态的：没有内部变异性	捉迷藏（多为人为创造的背景）	流水线作业，一些视频游戏	跑步机跑步	同样的模式进行练习跑
动态的：有内部变异性	主要是人为创造的背景	开车，拍打虫子，一些视频游戏	在户外拥挤和繁忙的街道中跑步	投球，大多数团队运动

运动技能的分类有助于教学和康复运动，主要是作为从简单到复杂的进步指南。例如，骨科康复项目通常从最简单的训练模式，如站立平衡，发展到更复杂的训练模式，如操作外部对象（打篮球）。确定运动的复杂性有助于进一步理解心理和生理能力对运动技能表现的影响。

二、测量运动技能的表现

确定运动技能的类型和组成部分以及测量运动表现的质量都是很重要的，可以评估训练和康复过程的进展情况，确定弱势和优势领域，并提供信息反馈。了解性能的质量可以将人与标准指标或其他人进行比较。

运动技能的测量包括运动能力的测量，需要观察一个人如何执行一项技能。例如,要确定排球运动员的扣球技术,测量垂直跳跃高度和敏捷性等是有意义的。

测量运动表现包括两步过程。评估运动技能或能力需要两个基本步骤。一是确定合适有效的测试指标,二是对测试指标进行准确可靠的测试。这听起来很简单,但这两个步骤都很困难,如果做得不准确,就会导致错误和不准确的评估。

制定适当的测量方法还存在潜在的问题。例如,一个大学越野跑教练想要评估高中跑步队员。教练想找到最好的运动员来帮助他的球队获胜。教练要评估什么?他的评估应该建立在获胜率的基础上,但学校之间的差异很大,以至于一所学校的明星队员可能在另一所学校都无法上场。他可以看运动员的跑步时间,但他怎么比较一个生活在海平面的运动员和一个生活在山区的运动员的跑步水平呢?他可以评估身体的功能能力,比如最大摄氧量,但最大摄氧量与比赛胜利之间的关系究竟有多大?也许他可以测试意志力和自信等心理特征,但这些与胜利又有什么联系?

确定项目重要有效的相关技能和能力需要经验、尝试和失误。身体康复情况的评估就是个好例子,说明重要的标准措施并不总是显而易见的。例如,抑郁评估而不是耗氧量可能更有助于评估心肺康复的进展,因为抑郁评估直接关系到患者的生活质量。同样,受伤的运动员的腘绳肌与股四头肌的力量比和绕8字跑的速度可能没有主观衡量运动平稳性的指标对跑步速度的影响大。

在选择合适的运动表现测量指标之后,必须进行相应的测试。测试必须是准确、可靠和可重复的,能够反映所要求的运动能力水平,否则就是浪费时间。讨论测试方法是超出本书的范围,但重要的是测试人员要知道,如果测试程序不合理,那么测试就没有意义。

选择绩效衡量标准没有具体的规则,但有一些指导方针。第一,措施必须有效,也就是说,标准测量的运动表现能够反映运动技能水平。第二,测量的指标应该是运动技能的重要影响因素。例如,力量、速度和敏捷性对足球很重要,但敏捷性可能是足球成功的更重要的影响因素。第三,无论是在管理测试方面还是在测试中的身体功能表现方面,都必须是可靠的。

运动表现的测试结果可分为应答结果测量和应答生成测量

运动表现的测试又称标准测试,主要可以分为两类。第一,应答结果度量,衡量某一特定技能的结果。这些措施揭示了发生了什么,而不是它是如何发生的。应答生成测试是指如何做出反应。请注意,这两个类别不是相互排斥的。有时,应答可以生成测量的结果用于应答结果测量,反之亦然。

C 应答结果测量包括反应时间和误差测量

具体的应对结果测量一般包括速度（例如速率）、时间（例如慢 0.25 秒）、准确性和方向。在研究中使用的，但在体育环境中经常被忽视的常见反应结果度量之一是反应时（reaction time，RT）。RT 是衡量从刺激到反应开始的时间，它不包括移动，用于测量任务中涉及的信息处理时间。RT 可分为运动前时间（刺激肌肉电活动的开始）和运动启动时间（肌肉电活动的开始到反应的开始）。运动启动时间也可以称为力学电信号的延迟（electromechanical delay，EMD）。较长的 RT 时间意味着需要更多的信息处理。信息处理将在下一章中讨论。

RT 本身是总应答时间的一个组成部分。总应答时间（response time，RpT）是从刺激到完成应答的时间。因此，它包括 RT 和运动时间。运动时间定义为从运动开始到运动完成的时间。动作快的个体通常被认为有快速的反应，但情况不一定如此。反应时间和运动时间是不同的过程，往往不能相互反映。换句话说，减慢运动速度的因素可能对反应时间没有影响，反之亦然。

不过，在某些情况下相同的因素可以减慢或加快反应时间和运动时间。

最快的运动反应时间约为 150～250 毫秒，发生在只有一个刺激和一个反应的情况下。这种简单的 RT 模式需要最少的信息处理，因此具有最快的时间。更复杂的 RT 情况包括辨别 RT 和选择 RT。

辨别 RT 的情境的特点是有许多刺激，但只有一个刺激是有意义的，只对应一个反应。这些情况需要比简单的 RT 处理更多的信息，因为必须确定所呈现的刺激是否是正确的。选择 RT 情境需要两个或两个以上的刺激，每个刺激都有相应的反应。选择 RT 通常是最困难的，RT 也最长，个体不仅必须了解刺激的性质，同时也必须了解刺激的对应反应。

在实验室，简单和复杂的 RT 范式很容易设置，且可以通过灯、光、蜂鸣器和按键等进行设置。实验室外不容易找到简单的 RT 情况，绝大部分都是复杂的 RT 情况。汽车驾驶就是很好的复杂 RT 的例子。例如当一个球从司机右边滚进道路时并停在马路之间，球似乎是一个简单的刺激，但司机的反应也取决于其他刺激，如迎面而来的交通。基本的反应选择是转向左，转向右，刹车，或什么都不做。一般来说会有两个同时反应，比如同时刹车或转向左，两者都可能导致汽车失控、道路混乱和事故的发生。右转弯是一个糟糕的选择，因为停放在路边的汽车或一个孩子跟随球的概率很高。什么都不做往往是比较好的选择，因为击球与车辆事故相比是微不足道的。但这种反应很少发生，因为有球的地方很容易有一个孩子在追逐它。因此，最好的反应可能是刹车,或对儿童和周围交通进行视觉搜索。如果司机已经进行了视觉搜索,并且知道了交通和儿童的情况,那么应答选择就很容易,并且可以快速做出应答。总之,看似简单的视觉刺激与一个逻辑反应,实际上是一个复杂的情境依赖的反应时间范式,它在很大程度上依赖于司机的技能和特定的环境情景。

误差测量。误差测量被用于确定应答的准确性,可以是空间方面的(在空间中),也可以是时间方面的(在时间中)。几种不同类型的误差度量,包括时间和空间精度,可以用来了解是什么原因导致了误差以及如何指导运动员更好地进行运动。每个错误分数提供一些信息,因此必须仔细解读以提供重要信息。通常,在几次测试之后提供一个误差评分。

常数误差(constant error,CE)是在一定的试验次数完成后的平均误差。评分是基于误差的大小和方向,因此不仅提供了衡量误差多少的标准,还提供了运动技能表现上的偏差或变化趋势。绝对误差(absolute error,AE)是在一定数量的试验中误差的绝对值的平均水平。因此,没有提供分数的正负方向,只是误差的大小。变量误差(variable error,VE)是误差分数的标准差。它是衡量应答的一致性,而不是误差的数量。

应答产生的测量包括生物力学方面和肌电的测量

应答产生的测量是指如何或为什么采取相关行动的操作。位移、速度和加速度等运动学测量以及力和力矩等动力学测量描述了运动的特征,但不一定揭示运动的结果。这些生物力学测量方法主要采用复杂的角度测量和视频技术来进行,但也经常通过更主观或更定性的方式进行观察。例如,教练可能会认为一个不合理的抛球是某运动员网球发球没有过网的主要原因。

肌电图提供了肌肉收缩的节奏、强度和肌肉功能等信息,这些信息是运动技能表现的基础,可用于检查肌肉功能障碍,在康复中也用于如生物反馈等临床用途。

三、推断学习

如果我们在一段时间的练习前后对一个人进行测试,我们怎么证明学习是有效果的?从前测到后测的改进是否表明该人已经进行了有效的学习?通常大家都会认为运动表现的改善意味着学习已经发生,但事实上,我们不直接观察学习;我们只观察行为,因此必须确定运动行为是否反映了学习。

学习是一种相对永久性的能力变化

学习被定义为一个人由于实践或经验而执行的一项技能能力的相对永久的变化。这一定义意味着潜力或能力得到了提高，而不一定是实际效果。有许多事情可能会抑制运动的表现，尽管学习已经发生。例如出现动机、焦虑和疲劳等一系列情况，即使学习正在进行，也会降低表现。学习的定义还指出，学习是实践的结果，这意味着伴随着成长、成熟和运气而提高的表现并不反映学习。

理论上，我们不能直接评估学习，因为它是一种不能直接观察到的内部现象。相反，绩效表现作为可观察的行为被测量，学习是从对学习效果的观察中推断出来的。通常绩效表现可以很好地指示内在的变化，但是不一定总是成立。为了推断学习，我们可以对几个表现特征进行评估。首先是随着时间的推移持续进步，其次是一致性较好，每次测试或者每天的变化应该不是很大。

运动表现的平台期使得推断学习水平比较困难

随着时间的推移，运动表现的提高很少遵循稳定变化曲线。有时，进步曲线会迅速上升，有时却会下降。进步曲线都会有一段没有变化的区域，在这段时间中，即使效果提升可能已经停止，学习可能仍在继续。

出现平台期可能是由几个因素造成的：第一，个人可能缺乏动力或注意力不集中，也可能是产生疲劳。这些因素被称为运动表现参数，因为它们可能影响运动表现，而不一定影响学习。另一方面，学习变量会同时影响学习和运动表现。平台期可能反映了一个较差的运动表现，这可能是因为测量的指标很容易达到，使学习者很快就能最大限度地提高分数，后期几乎没有提升的余地。这就叫天花板效应。同样，如果这一措施如此困难，难以实现进步，这就是所谓的底层效应。随着成绩的提高，通常需要通过新技能的层次结构的改变来进步或学习新的能力，要求学习者改变他们正在做的事情。随着学习者正在尝试新的战术和计划，表现可能会受到影响。例如，一个有成就的排球运动员可能会开始学习上旋发球，以取代她非常熟练和成功的平击发球。原来习惯的发球方式稳定下来后她已经达到了一个上限，没有什么空间来提高这个基本水平的技能。要想变得更好，球员必须学会上旋发球。在学习这项新技能时，她变得有点像一个新手，她的发球表现受到了影响。然而，即使她的发球表现没有反映出她的提高，她也可能学到了很多东西。最后，当教学不适合或不具体地满足学习者的需要时，学习者可能也会出现平台。总的来说，平台期更应该被理解为一个人为造成的运动技能变化的现象而不是一个真正的学习现象。

四、运动技能学习阶段

前文提到的平台期提示我们,随着时间的推移,学习是分阶段进行的。在学习的各个阶段,有不同的内容,无论是认知的还是身体的,在学习过程中都变得重要。有时,以前学到的技能需要放弃。学习者有时必须尝试发展新的能力,以便学习新的技能。在每个阶段,教学和学习策略也需要改变。菲茨和波斯纳的三阶段模型和金泰尔的两阶段模型给了我们一些启示,即当学习者从一个阶段进入另一个阶段时,他们经历了什么变化。这些模型有助于确定学习者在哪个阶段,以及期望进一步改进什么。这两种模型都假设学习从认知运动开始,以自动化运动结束。

 学习阶段模型从认知到联想到自主学习阶段

波斯纳和菲茨模型的第一阶段是言语-认知阶段,或者简单地说是认知阶段,这意味着大多数学习不反映在运动表现的变化中。在这一阶段,学习包括理解规则,感受运动的概念,学习战术,甚至学习如何学习。Gentile 把这个阶段称为动作阶段,因为学习者开始掌握运动的基本概念,并决定必须做什么来移动的概念。为此,学习者确定适当的刺激,并建立相应的运动模式。为了确定适当的刺激,学习者识别与运动相关的刺激,如球速,并且必须忽略非相关刺激或干扰。在运动表现方面当然有提高和学习,但不一定能达到任务知识提高的程度。在第一阶段的表现特点是错误多和高度变异性。学习者不知道如何纠正错误。学习者也开始建立运动模式,这可能包括步法和肢体协调。

第二阶段是联系阶段。学习者已经完成了基础的学习,错误越来越少。当学习者开始发现错误和纠正错误时,他们的注意力主要集中在技能的提高上。因此,学习者可以改变自己的实践,减少表现的变异性。

第三阶段是自动化阶段。只有在经历了大量的练习之后,技能才能变成了自动进行的。学习者能够在没有"思考"的情况下完成这项技能。通常在执行任务期间,错误可以被检测和纠正。Gentile 指出,在最后阶段,学习者经历了固定化和多样化的阶段。学习者专注于早期发展的特定动作,完善它们,使它们更有效、更一致和更自动化。要进行持续的学习,就必须根据不同的情况进行调整,或根据具体需要进行调整。这意味着必须开发更多的动作模式。Gentile 将这种适应称为多样化,有效地扩大了学习者的运动技能。

这三个阶段有时被标记为初学者、中级或专家阶段,但这些标签是不正确的。每个阶段都包括多个运动技能水平。例如,处于自动化阶段的并不一定是专家。骑自行车对许多人来说是自动的,但只有少数人能成为专业自行车骑手。相反,一位体操专家可能会努力学习一种新的套路,那么他可能暂时会变成初学者或中级运动员。

五、学习阶段的特点

识别学习者所处的阶段并不是一件容易的事情。简单地推断自动化和纠错水平是不够的,部分原因是学习者在复杂技能的不同组成部分可能处于不同的阶段。还有其他一些特征可以帮助识别学习者的进步和整体技能水平。除了错误检测和纠正外,这些特点是:①知识结构;②技能的目标是如何实现的;③协调水平的变化;④提高运动效率和肌肉激活变化。

学习创造了不同的知识结构和更好的信息处理

随着学习者在学习阶段的进步,他们能更快、更准确地处理信息。他们了解更多的信息,并能够以不同的方式使用信息。例如,专家会使用概念,而不仅仅是独立的信息片段。他们能更好地将信息联系在一起,这一过程称为模块信息处理。例如,在足球比赛的后期,进攻球员可以组合一系列关于比赛情况的"线索"(例如,分数、疲劳的防守者、在比赛过程中发展的防守倾向)来决定和实施一项特定的战术动作。

不同的知识结构伴随着不同的视觉搜索模式。早期学习者通常只看最直接和重要的线索,如看球。学习者在学习过程中会逐渐开始学习寻找不同的刺激或线索,以帮助他们预测和表现得更好。例如,专家们在网球等运动中观察对方球员的肢体运动,以预测球员打算在哪里击球或移动,往往是这些技能能让最好的球员脱颖而出,赢得最高的荣誉。

技术更高的运动员能改变技能目标的实现方式

随着学习者的进步,他们会改变他们完成目标的方式。例如,刚进行训练的足球运动员在射门时可能会强调踢球的力量,而更熟练的球员则更依赖于准确和灵敏的触觉。初学者可以直接把球踢给守门员,优秀的运动员则试图用假动作骗过守门员的防守。学习者如何达到技能的标准依赖于任务的目标,是学习者知识储备和已经积累的技能组块的结合。

优秀的运动员具有更好的协调和移动效率

优秀的运动员有更好的协调性,这几乎可以和专家表现相等同。这种协调的不同取决于任务不同,但高度协调的动作有一些共同的特点,其中我们在运动单位行为部分进行了研究。总的来说,顶尖运动员倾向于在给定的任务中使用较少的肌肉活动,这会产生更流畅和更节能的运动。另一方面,顶尖运动员通常有能力调动更多的神经肌肉资源来发挥最大功能。

全身协调性的差异往往容易被发现。新手往往看起来是僵硬和紧张的,这可能是由于他们把肢体链接在一起作为一个整体的结果。这有助于简化新手的动作,实际上降低了自由度。顶尖运动员可以平稳地将力量从躯干过渡到四肢,并有较少的多余动作。

学会全身的协调及其生理影响:描述一个人学习阶段进展的特征不限于学习运动技能。甚至那些主要是基于遗传生理能力的活动的进展也很重要。Lay 等人的一项研究考虑了肌肉协调和运动效率的重要性,在 10 天训练中的第一天,他们用测量仪监测了赛艇运动,受试者练习的强度很低,不能引起生理适应。经过 10 天的练习后,受试者比练习前在最大运动负荷运动中使用较少的能量(例如,VO_2 消耗)和较少的肌电活动。其他结果通过生物力学手段分析发现,运动员能够表现出更紧密协调的肌肉活动模式和运动模式。这个研究认为,协调机制的组织能尽量减少代谢成本(或最大限度地提高效率)。类似的结果也出现在了自行车运动员中,杰出的国际级和国家级自行车运动员之间的差异不是 VO_2,不是力量,而是在肌肉之间协调的工作负荷的分布,从而实现了力量共享。

六、学习迁移

学习的一个重要特征是在一种情况下学习的东西往往可以应用于另一种情况。这种现象称为学习迁移,使个人能够学习新的技能,并使他们的运动项目多样化,即如果迁移是积极的。正迁移有利于二次运动技能的学习,而负迁移则阻碍了二次技能的学习。

 在类似的任务中,迁移发生得更多

当技能组成成分或执行技能的前后存在相似或相同的元素时,迁移发生得更多。例如,在排球和网球中,举手过肩的投掷的元素类似于过手发球。当信息处理需求或以往经验相似时,也会发生更多的迁移。这种类型的迁移经常出现在将团队战术和策略从一项运动应用到另一项运动中,例如在许多团队运动中使用的区域联防的技术。另一个常见的例子是,经验丰富的运动员知道什么样的动作使防守者失去平衡,这可以在多个运动环境中应用。

当信息处理中既有相同的元素,又有相似之处时,就会有更多的迁移,但这种迁移并不总是有益的。从一种技能或动作操作的背景迁移到另一种技能通常会导致第二种技能的积极表现,至少在泛化阶段是这样的。但是,在某些情况下,这种迁移也可能是消极的,并阻碍了第二技能的学习,因为参与者发现很难脱离第一次学习的运动技能。例如,曲棍球和棒球运动员在打高尔夫时可能会有负迁移。起初,这些球员在基本的手眼协调和力学控制上可能有积极的迁移,但经过一段时间后,自动化阶段曲棍球和棒球摆动不能迁移到在高尔夫挥杆时,这需要一个更精准和模式的行动。因此,曲棍球和棒球的挥杆习惯已成为高尔夫的坏习惯。在这些情况下,学习高尔夫对学习者来说可能变得困难和混乱,尽管负迁移通常认为是暂时的。负迁移很有可能是认知因素的结果,而不是两项技术中的相同因素。

C 迁移具有的好处

如果没有迁移,运动技能学习的各个阶段就很难取得进展。迁移也使在实践环境中学习的技能能够应用于实际情况。因为迁移,我们可以更好地理解学习的理论过程,以及如何对复杂技能的学习进行分解来降低难度。例如,在复杂的运动模式之前学习基础知识,这对于潜水和一些体操套路等危险技能尤为重要。

七、总结和应用

运动技能可以根据技能的特点进行分类,包括运动位置的变化和操作的特征,以及技能操作背景是开放或封闭的环境。分类方案能够更好地理解运动技能是如何进行的,并且在学习和康复训练中是有用的。由于测量难度、有效性和可靠性问题,测量运动表现的质量是一个挑战。然而,重要的是衡量表现,作为衡量进步的一种方式,并推断学习是否正在进行。两种一般类型的绩效度量——动作的结果和如何产生动作——提供了评估绩效水平和解释学习的不同方法。反应时间作为一种信息处理的度量,是运动和运动环境中使用不足的性能度量。

学习是分阶段进行的,通常新的学习是高级的认知行为,因为学习者对运动动作有了良好的体会和感觉。学习良好的动作是自动化的,并且执行时更连贯和出现少的错误。随着时间的推移,学到的其他特点包括更好的协调和更好的信息处理。在许多情况下,高技能水平的表演者能够通过知识库有更好、更快的信息处理。这突出了一个重要的前提,就是即使生理功能强大,如力量,甚至有出色的技术技能,如篮球运球,这些技能和能力未必就是可以在实践中应用的,除非他们能够在正确的时间和任务环境下完成任务。例如,在健身房中花费无数个小时可能会产生强壮的肌肉,这是通过最大力量的提升来衡量的,但这种力量要在正确的情况下及正确的时间使用,否则最大力量就会因为被浪费而失去意义。

【参考文献】

[1] Abernethy B B. The 1997 Coleman Roberts Griffith address movement expertise：a juncture between psychology theory and practice[J]. Journal of Applied Sport Psychology,1999,11(1):126 – 141.

[2] Baker J J,Cote J J,Abernethy B B. Sport-specific practice and the development of expert decision-making in team ball sports[J]. Journal of Applied Sport Psychology,2003,15(1):12 – 25.

[3] Baker J J,Horton S S,Robertson-Wilson J J,et al,Nurturing sport expertise：factors influencing the development of elite athlete[J]. Journal of Sports Science & Medicine,2003,2(1):1 – 9.

[4] Coyle E F. Integration of the physiological factors determining endurance performance ability[J]. Exercise & Sport Sciences Reviews,1995,23:25 – 63.

[5] Lay B S,Sparrow W A,Hughes K M,et al,Practice effects on coordination and control,metabolic energy expenditure,and muscle activation[J]. Human Movement Science,2002,21(5/6):807 – 830.

[6] McPherson S L. The development of sport expertise：mapping the tactical domain [J]. Quest(336297),1994,46(2):223 – 240,247 – 262.

[7] McPherson S L,Vickers J N. Cognitive control in motor expertise[J]. International Journal of Sport & Exercise Psychology,2004,2(3):274 – 300.

[8] Wright M,Bishop D,Jackson R,et al,Functional MRI reveals expert-novice differences during sport-related anticipation[J]. Neuroreport,2010,21(2):94 – 98.

第七章
信息处理

　　我们中枢神经系统的工作是处理信息,简而言之,就是信息被识别、解释和行动。

　　我们大脑推理、行动、储存信息、检索信息、监测和运行我们身体的生理过程,可以产生情感和理性行为、沟通和做出决策。但它不一定能一次性完成所有。我们的大脑能力有限,反过来又限制了我们的表现。在这一部分中,我们将把多资源理论看作是我们大脑信息处理的模型,然后是两个信息处理资源。这些资源,即记忆和注意力,在运动学习原理的应用中起着重要的作用。

一、多元资源理论

　　大脑所做的处理是广泛而多样的。多元资源理论假设我们有多种处理资源的方式。虽然我们的大脑有处理特定类型信息的区域,如语言输出、听觉、嗅觉、视觉感觉处理和情感推理,但这些不一定对应于多资源理论所确定的资源。尽管如此,该理论充分说明了我们的大脑有能力处理不同类型和数量的信息。大脑处理所有这些资源的能力虽然有限,但很灵活。有时,资源能力可以扩大,有时也会缩小。唤醒、疲劳、动机和健康状况等因素都会改变这种能力。

　　如果两个或多个任务需要相同的资源,那么可能发生冲突,需要进行减缓或取舍处理。单一的大型处理需求也可能对资源容量产生负荷。如果完成两个或多个不同的任务,则可能需要不同的资源,因此能力可能不受限制。然而,在多项任务下,能力很容易被削弱。比如,在拥挤的交通和恶劣的天气中驾驶是消耗资源的一个很好的例子。司机为了保证安全,应该减速,关闭收音机,同时告知乘客安静下来。此外,压力和焦虑很有可能消耗资源并转移注意力。目前关于发短信时开车是危险的证据,提供了一个发人深省的现实——我们大脑是有资源限制的。

二、记忆

记忆是一种认知加工功能,人们倾向于与事实和数字联系在一起,而不是运动技能。事实上,俗话说"一旦你学会了骑自行车,你就永远不会忘记",这意味着我们不需要尝试和记住运动技能。然而,记忆在技能的学习和提高运动水平的表现中起着至关重要的作用。能够重复大量运动技能的能力表明人体有很强的运动记忆能力。在运动中,我们依靠非运动记忆来提高表现。例如,足球运动员可以扫视防守,并立即回忆以前的比赛模式,给球员信息,以预测防守策略。运动记忆有时被错误地称为肌肉记忆,这个术语在科学文献中还没有真正的定义。

记忆可以大致分为瞬时记忆、短时记忆和长期记忆。对于瞬时或短时记忆,记忆是信息的临时使用和存储信息的系统。它是信息处理的主要系统,特别是对即时的情境需求,如决策、问题解决、运动生产和评估以及长期记忆信息的存储和检索。信息在瞬时记忆中只持续 30 秒左右。瞬时记忆容量约为 7(±2)个单词或数字。在运动中,这转化为一个运动中的大约 7 个序列(例如,离散的体操动作)。高技能水平的人有更大的瞬时记忆和长期记忆能力,这是特定技能。

在长期记忆中,内存存储的主要是过程性、声明性、语义性和情景性信息。过程性信息是指如何做某事,而声明性信息是指该做什么。语义性信息是对世界的一般知识——事实和概念——通过经验获得,情景性信息是个人经历的事件和发生的时间。

 改进和促进记忆存储需要有目的的策略

在记忆保留方面必须考虑三个基本因素。首先,运动本身的特点影响着人们所记住的东西;第二,记忆方式影响记忆储存;第三,特殊的实践影响记忆和测试情境。

运动特点。运动的几个因素与记忆能力有关。连续技能比离散技能更不易遗忘,可能是因为它们的重复性质。位置和距离特征是被记住的重要因素。位置能更好或更容易地被记住。因此,指出身体的重要位置是一种很好的教学方法。例如,记住一个初始姿态可以让学习者了解接下来做的动作,记住最后一个位置可以使学习者通过动作来达到最终的位置。一个运动的第一个和最后一个位置自然能够更好地记住,正确的或自然的运动序列也是如此。然而,由于这一点,中间部分的运动序列往往不会被记住,尽管它们可能同样重要,因此可能需要额外的记忆工作。例如,高尔夫挥杆的中间阶段,球杆的头部向上,身体弯曲,准备向前挥杆,是一个有效的高尔夫挥杆的关键位置。虽然它在运动的中间,但如果这个临界点被学习者认为是重要的和有意义的,那么它就会被更好地记住。

记忆策略。有五种基本的记忆方法可以根据适当的情况使用:①机械重复;②有意义记忆;③预选;④意图记忆;⑤主观组织。

重复是一次又一次的运动。这是所有实践的基本原则,但并不一定意味着完全相同的运动被重复。即使是几乎最相似的动作。就像正手击球一样,在神经系统不断改进动作的同时,也会以不同的方式协调动作。根据 Bernstein(1967)所说的,实现新的运动习惯的实践过程实质上是在寻找最佳的运动解决方案来解决适当的问题并逐步走向成功。正因为如此,当适当地进行实践时,不在于一次又一次地重复解决运动问题的方法,而是通过我们从重复到重复的技术一次又一次地解决这个问题的过程。很明显,在很多情况下,"练习是一种没有重复的特定类型的重复",而运动训练,如果忽视这一定义,仅仅是机械的重复,可能会影响技术的真正学习。有了解决问题的不断重复,储存在记忆中的就是精细的动作和多样化动作模式的能力。

有意义的动作更容易学习和记忆,附加意义比简单地说明它有意义要复杂得多。学习者需要理解运动的意义,让学习者将动作形象化或给动作的某一特定方面贴上标签,这在附加意义方面很有用。

预先选择动作意味着让学习者选择他们想做的运动。这样做可以让学习者尽可能多地关注并研究自己的记忆方法,预选往往与增加意义相结合。

意图记忆似乎是一个简单的概念,但往往做不到。在练习过程中,当你花了主观努力有意识地去尝试记住动作时,就更容易记住动作。

主观组织是学习者组织动作或技能组合的过程。运动的组织方式不但有意义,而且要符合学习者的学习方式。这并不意味着学习者是唯一负责实践和记忆的人,因为这种方法会让学习者学习到错误的东西,教师必须帮助指导学习者进行技能组合。

模拟测试的特点。在没有障碍或危险的受保护的赛道上进行简单的驾驶时,初学驾驶的人可能会以高超的技巧学会使用离合器、刹车和变速杆,记住换挡模式等。事实上,这些同样的技能可能不会出现在拥挤的城市街道上。这个例子说明实践环境不同于测试环境,记忆是特定于学习环境的特点。练习越接近实际情境,记忆就越好,在练习或测试中就会记住。这其中部分原因是存储了特定的感官信息。

三、注意

从多重资源理论可以看出,要进行最优的信息处理,进入系统的信息量不可能是压倒性的。这可以通过两种方式进行,第一种是限制实际进入 CNS 的内容;第二种是 CNS 在进一步处理之前过滤掉或忽略信息。两者都发生时，为了达到目的，在信息到达我们的 CNS 之前检查限制信息的过程是最有用的。我们可以通过改变注意力来做到这一点。

注意力是有选择地专注于一件事上的心理过程，即加工资源的具体分配，可以注意外部环境、内部身体环境或心理过程本身。例如，心算和白日梦都把注意力放在心理的过程上。将注意力放在特定的事物上被称为选择性注意，是避免信息处理资源负担过重的关键之一。选择性注意意味着把注意力放在与完成一项任务相关的最重要或最有意义的事情上，而忽略其他刺激因素。注意焦点有时与选择性注意交替使用，但是意思不一样。注意力的焦点是指我们专注于刺激或持续状态的质量。由于注意力不集中，我们的头脑可能会转向不相关的信息，从而将信息处理资源从必要的东西中分离出去。

在体育环境中，注意力从一个刺激或信息处理资源转向另一个刺激或信息处理资源，是很重要的能力。例如，长距离跑步者可能会把注意力从附近的竞争对手身上，转向关注战术决策，再转向关注的内部生理状态，然后再转向战术。注意力快速和短暂的切换称为瞬间意图。例如，在打网球时，球员可以注意到球，然后迅速切换注意力，转向观察对方球员的行动。

总之，集中注意力，切换注意力，选择最有意义的线索和信息来集中注意力的能力是运动中非常重要的能力。我们如何识别最有意义和最重要的信息，如何增加我们的注意力，以及我们如何学会转移注意力是通过练习学习的，并且要根据非常具体的情况和背景来不断调整。

注意力需求随运动技能的表现而变化

运动技能的注意力的要求是多种多样的。对于特定的运动技能，注意力要求可能会根据技能执行的情况而变化，并且可能因人而异。随着技能水平的提高，一些任务需要的注意力会减少。随着任务变得自动化，将注意力放在实际运动执行上的需求减少了。然而，这种自动化并不意味着我们的思想可以自由地徘徊，这意味着资源被释放出来用于其他地方。纽约扬基队的名人堂捕手 Yogi Berra 曾经说过，你不能同时思考和击球。更具体地说，Yogi 简洁地说，当你把注意力放在球上的同时，你就不能想着挥杆。自动化的概念表明，注意力需求随着学习阶段的变化而变化。随着技能的提高，学习者将注意力放在其他线索上，将注意力放在新的线索上的能力也增强了，并能学习重要的信息来处理和忽略不相关的信息。相反，这些新的注意力技能提高了运动技能的表现。

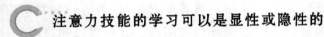

注意力技能的学习可以是显性或隐性的

除了"盯着球",或者"观察对方的动作"这种有限的注意力指导,注意力技能通常不能进行明确的教学。注意力技能的学习可以是显性的和隐性的。注意力技能的具体练习,如看球,是显性的,而没有意识到正在学习的东西的附带注意力练习被称为隐性学习。高水平的运动员通常会谈论从对方球员那里获取的运动线索,比如排球发球时的肩部旋转,但很少能说出他们是什么时候或如何学会的。相反,他们只是在练习过程中习得。

注意力的转移和选择性注意通常是通过试错方法学习的。随着时间和试验的推移,学习者会弄清楚哪些线索是重要的、应该注意的,哪些线索是不相关的、可以忽略的,特别是根据情况而定。在适当的时候应该使用有意的练习来促进和加快学习。

注意力学习和指导

虽然运动技能的类型影响注意力的需求,而且往往是隐性学习注意力技能,但有许多教学概念可以帮助学习者理解和学习特定技能的注意力。这些指令提示强调运动的起始、运动的分解和对外部线索的注意力。

运动的起始阶段通常比运动的其他部分需要更多的关注。如果没有一个好的开始,运动的其他部分可能会受到影响。特别是对于初学者来说通过关注运动的起始阶段会使整个运动得到更好的成绩。

并不是运动的所有组成部分都需要相同的注意力。动作可以被分解成需要大量注意力或更有意义的部分。除了运动的起始,有时运动中也有一些关键阶段是需要注意的。例如,篮球上篮时跳起的"起跳腿",这种从运球到投篮的重要转变最初需要注意,应该发展到一个自动点。

注重外部线索而不是内部线索似乎有利于表现和学习。例如,与其专注于手或在高尔夫挥杆中的"感觉",不如专注于杆头或运动结果。在过去的十年里,来自Gabriele Wulf和她的同事的大量研究报告显示,当注意力放在外部时,运动技能、学习和表现更好。人们认为,专注于特定的运动结果简化了大脑的运动规划,并在本质上使大脑能够组织最有效的解决运动问题的方法。

研究表明,注意力外聚焦,也称为游离聚焦,可以使得跑步者的疲劳程度会降低。但也有一些研究表明,优秀的有氧运动运动员通常会保持内在的疲劳状态,或通过联想专注于自己的生理反应,如心率或疲劳。这种自我监测使这些运动员能够适应环境挑战和他们自己的训练习惯来调整努力方向。在高强度的训练下,很难忽视疲劳、疼痛和压力等负面的生理信号,但即使这样,高水平的运动员也能够将注意力转移到诸如竞争者和环境等外部因素上。

把注意力放在相关的和有意义的线索与信息上,可以提高运动能力。这并不容易做到,即使已经学会了适当的专注和选择性的注意。有许多事情也能引起我们的注意,即使它与运动无关。这些因素是意外刺激、视觉信息和有意义但不相关的信息。

意外刺激通常会引起我们的注意,如响亮的噪声,不合时宜的动作,令人惊讶的身体感觉,以及其他意外出现的刺激,有时候,照顾这些刺激是合适的,就像紧急警报一样,但有时又不是。事实上,对方球员会经常做出意想不到的动作或声音,试图分散另一个球员的注意力。

视觉信息往往比其他感官信息更容易吸引注意力。但要注意,任何强烈的刺激,如响亮的噪声,辛辣的气味和疼痛都能引起人们的极大关注,特别是在意想不到的情况下。

最有意义的信息或刺激能够吸引注意力,但矛盾的是,学习者不能总是理解这些与任务相关的信息。赋予信息意义是学习过程中必不可少的一部分,包括隐性的和显性的。有意义的信息可以在任务中迅速变化,并成为转移注意力有效的基础。那么,学习者如何最有效地赋予信息意义,从而最有效地集中注意力和分配资源呢?学习者可以提前被告知应该将注意力放在什么地方,以及为什么这样做,他才会完全捕捉注意力。学习者必须接受去探索和改变他们所关注地方的挑战。实际上,当他们探索不同的放置注意力和处理信息的方式时,他们的动态系统必须被破坏。

有限的注意力需要运动准备和警觉

即使有了有效的注意力技能,仍然存在着能够使我们的注意力和信息处理资源负担过重的情况,特别是当准备行动的时间有限时。当这些资源被占用,我们的反应会变得缓慢,行动效率会受到影响,我们的反应就可能是不合适的。例如,想象一下在红绿灯处等候的司机。灯变绿了,司机小心地开始进行从刹车到油门的移动,但被后面的汽车发出的喇叭吓了一跳。注意力从道路转移到可能发生的道路交通事故上。司机的反应是一脚踩在油门上,没有注意典型的相关信息,如交叉交通和行人。司机撞到了一个行人,当时行人正在很慢地穿过街道。所有这些都是在意想不到的情况下导致注意力转移造成的一个糟糕的运动抉择。这个糟糕的选择是因为司机没有时间充分地准备运动。这一情景表明,除了注意力之外,运动准备对产生好的运动至关重要。那么,怎样才能做出最好的准备动作呢?

时间受限条件下的运动准备策略。大多数运动和许多日常生活活动都受到时间限制或需要快速反应。这些情况下的运动是在刺激之后迅速进行的，或者必须以迅速的方式进行才能有效，因此需要一个快速的准备时间。换句话说，我们如何通过加快感官加工和运动规划来使反应时间更快？这里有八种策略：①使用警告信号；②选择感官和运动的组合；③减少选择的数量；④使刺激具有可预测性；⑤使刺激与应答兼容；⑥降低应答复杂性；⑦提高警觉性；⑧进行有效信息处理。下文将讨论其中的每一项。

警告信号出现在实际刺激之前，并不仅仅是增加警觉性或集中注意力。适当的警告信号会提前通知即将到来的刺激或反应选择，这使得运动计划能够在实际刺激之前开始。最佳的报警信号定时随任务的变化而变化，信号到达得过早或过晚，可能会降低反应时间，影响运动质量。此外，有时警告信号本身可能会提供关于即将到来的刺激的错误信息。改变警告信号或发出虚假信号并改变警告的前一个阶段，是运动员用来愚弄对手的常用技术，例如四分卫操纵他们的"小动作"的时间，经验丰富的运动员已经学会了哪些警告是有用的，哪些是没用的。

选择反应时间或运动时间即改变焦点和处理速度。正如我们前面所看到的，反应时间和运动时间不一定相关。如果一个人专注于快速移动而不是快速反应，那么他们采用了减少运动时间，而不是反应速度快的策略。感觉组合应答时间比运动组合应答时间更快，但在运动时间设定中，运动往往更快。感觉和运动组合之间的真正差异取决于任务本身和运动员，新手的差异更明显。

减少选择的数量会加快处理速度。如果有更多的选择，准备回应需要更多的时间，要么选择什么刺激，要么选择什么反应。这些复杂的反应时间情况会增加信息处理和移动时间，因此减少选择的数量可以加快应答时间。减少选择的数量可以是只选择某些线索或运动反应的明确决定，也可以是一种隐性学习的现象。顶尖运动员倾向于使用线索，特别是情境线索来预测或排序刺激选择。例如，棒球击球手利用比赛历史和当前的比赛情况来缩小潜在的投球选择和位置。一个相关的问题涉及两个或多个刺激在短时间内相继到达对方，每个刺激都需要不同的反应，其中第二个刺激使整个过程减慢，这种现象称为心理不应期（psychological refractory period，PRP）。PRP 是指计划中的应答延迟造成另一个应答被执行的时间延迟——即使执行的任务不同，PRP 是运动中假动作的机制之一。防守球员必须克服初始假动作的处理时间，才能对真正的动作做出反应。

使刺激具有可预测性，加快处理速度。如果刺激是可预测的，那么选择的数量可以减少，从而产生更快、更准确的反应。刺激的可预测性是预测和使用警告线索的一个重要因素。例如,如果一个人的眼睛向左看警告,那么他们更有可能向左移动(移动是刺激,可预测性导致了一种预期偏差)。我们倾向于寻找特定的刺激或对特定计划的反应。但是,请注意,如果我们的期望是错误的,那么我们的应答时间就会减慢。如果预警间隔是可预测的,那么刺激就变得更可预测了。

如果刺激与应答同时发生,则处理时间更快。刺激反应(stimulus—response,S—R)不相容不仅使反应慢,还有更多移动错误的可能性。例如,如果刺激是在右边而不是在左边,那么向左的运动就会变慢。S—R 兼容性并不是很轻易就能达成的,有时是不兼容的,必须练习,以使它们兼容。通过实验,一个不兼容的 S—R 会变得兼容。如在结冰的道路上出现后轮打滑,车辆的尾部向左或向右滑动。有两种看似相容的反应:一种是刹车,另一种是将方向盘从打滑的方向转向。两者都是不好的选择。最好的选择是不要刹车,把前轮转向打滑的方向。新手司机对此感到困惑,但当被告知要一直把轮子指向他们想要去的方向时,它就变成了一个更加兼容的反应。

降低应答复杂度可以加快信息处理。反应越复杂,如有许多部分的运动,RT 越长。这是少数几次反应时间和运动时间可以受到同一事物的影响。降低应答复杂度与动作自动化有很大关系。

警觉被定义为行动时的高度心理准备,或高度警惕。注意力技能依赖于警觉性,没有警觉性,我们检测和解释刺激的能力就会减慢。许多生理因素阻碍了警觉性,如疲劳和健康,但在大多数活动中保持警觉是一种有意识的努力。

练习信息处理影响着过程中的每一个因素。简单地说,随着练习的增多,练习越多,RT 就会越快,动作也会越好。在带有多个 RT 选择的复杂移动或情境中尤其如此。实践过程中可以通过使个人能够使用警告、选择一种运动或感觉集合(或组合它们)、减少选择的数量以及减少环境的复杂性和不确定性,从而影响其他七个因素。练习还可以帮助学习者综合重要信息,这样就可以进行预估。综合信息是感知过程的一部分,有助于制定策略。当预先知道针对特定刺激的战术或策略时,所产生的反应可以更快、更准确地进行。运动者可以预测并回应他们认为会发生的事情,也可以对对手做出反应。不管怎样,运动者与对手的经验,对自己能力的了解和对特定环境的理解(是否失去平衡等),都能让他们更好更快地准备和实施反应。有人认为,针对特定事件制定策略的心理练习有助于提高实际事件的处理速度。

非快速动作也需要注意和信息处理

不是所有的动作都需要快速反应和快速动作的。然而,有目的的运动仍然需要准备,需要信息处理时间。我们先前对速度精度权衡的讨论很好地说明了精细控制的运动需要大量的信息处理。思考一下写一封信的简单行为,动作从伸手拿笔开始,不需要快速地移动或反应,但需要时间来决定如何落笔,视觉搜索一支钢笔,并决定如何拿起它。在这种情况下,研究证据表明,决策是将笔放置在手臂和手最舒适的位置,来确保最终的运动结果。因此,可能会启动一个较难的起始动作,这样当钢笔被带到纸上的最后位置时,它就会很舒服,随时可以动起来。

C 注意力控制有助于控制唤醒和克服紧张的情况

最常见的干扰有效信息处理的因素是压力过大和过小。压力被定义为由于环境变化而产生的生理和心理变化。当压力水平升高时,尤其是心理压力,资源就会受到挑战,负面和无关的想法就会分散注意力。过多的压力可能会导致焦虑和紧张,从而加剧资源的损失。另一方面,压力过小,这可能被认为是一种高度放松的状态,可能导致低唤醒水平,然后降低警觉性和注意力,并可能降低资源能力。

操纵压力和唤醒。唤醒是指情绪、精神和生理系统的激活水平。运动前和运动过程中的唤醒水平影响运动质量和运动准备时间,通常是运动员的表现水平,高觉醒水平,低高度,非运动员都可以操纵,以进入一种准备状态。唤醒可以通过放松的方法降低,也可以通过心理刺激的方法提高。

压力和唤醒不应混淆。在高度的压力状态下,身体和精神可能会变得高度兴奋,例如在战斗或飞行反应中,压力可能伴随着系统的唤醒,这些系统会阻碍运动技能的表现,比如分散注意力的记忆和情绪思维模式。另外,有时压力的反应可能是抑制精神和生理系统,导致生理和心理懈怠。对于最佳的运动技能性能,有必要克服过度的压力水平,并将唤醒机制调整到最佳的动作和信息处理水平。

关于运动性能的最佳唤醒水平,需要考虑两个因素。分别是:①运动技能类型和运动技能执行的背景;②运动员的唤醒水平。

不同的运动技能和不同的情况可能需要不同程度的唤醒水平。例如,足球运动员往往比高尔夫运动员更兴奋。指定技能的最佳唤醒水平与需要做的事情的数量和需要做的事情的复杂性有关。一般来说,如果一项任务很复杂,那么就需要更少的唤醒。但肌肉激活水平也必须考虑在内。较高的唤醒水平可能使神经肌肉活动水平更高,从而迫使能量输出。但是,如果有必要的话,个人可以在保持神经肌肉放松的同时学会保持精神上的兴奋。

运动员与运动情况相匹配的最佳唤醒水平是个体特定的,但对于每个个体来说,水平参差不齐。表现和唤醒之间的关系被塑造成一个倒 U。根据唤醒的倒 U 理论,在非常低和非常高的唤醒性能水平受到影响。这个理论的细节存在一定争议,但是对于特定的技能,确实存在一个最佳的唤醒水平,这取决于下面讨论的几个因素。个体的觉醒和焦虑水平可能取决于技能的执行情况。一般来说,情况的重要性和情况的不确定性增加了运动员的觉醒,甚至增加了焦虑状态。在这种情况下,唤醒水平可能是过度的。如果涉及压力和焦虑,那么唤醒是需要控制的,可能会引起负面资源。唤醒和压力的个体差异是值得注意的。

注意控制和唤醒。极度的兴奋或焦虑会降低注意力,并会分散一个人的"坏想法"。在 Gage 等人(2003)的一个实验中,研究者先让人们走在正常的地面上,然后走在高架人行道上,形成坠落的威胁和焦虑。皮肤电反应的生理数据表明,在高架人行道上行走的过程中感到焦虑。在步行过程中,受试者有一个反应时间的任务,以口头回应蜂鸣器。随着威胁的增加,反应时间减慢,表明焦虑使注意力资源减慢了对蜂鸣器的预期。在威胁下行走也会减慢,表现出焦虑对运动的影响。由于受试者更加小心(速度/准确性权衡),同时注意力也被从步行中吸引(步行确实需要注意力资源),走路可能会减慢。这个实验表明,受试者可能需要通过减少注意力焦点范围和方向来减少注意力需求。最常见的做法是缩小焦点,把注意力放在最紧迫的需要上。受试者可能需要选择一个特定的项目来关注它。一个非常狭窄的注意力范围可能不适合表现,特别是如果许多环境因素需要获取线索,如所有球员在篮球场上的行动。此外,当焦点范围过于狭窄时,一些内部线索(例如思想、计划、活动、感官信息)对于良好的表现是可取的,它们可能会被忽略。

训练和练习可以帮助一个人学会集中注意力,选择适当的线索,并能够转换注意力。放松训练是克服焦虑的好方法,消除了依赖狭隘焦点的需要。然而,放松训练本质上是注重放松的练习。除非它处于某种康复或临床环境中,否则放松会让你的注意力从手边的重要任务上转移,比如投出罚球、选好投球,等等。放松训练可能对注意力来说不会有效,除非也练习对任务目标的注意力控制。

四、意图、努力和注意力

注意力控制的重要性怎么强调都不为过。注意力的性质和质量直接影响运动表现的质量和运动表现训练产生的生理适应性。注意力控制技能是第一运动技能,应该给学习者强调对运动表现的其他方面都有影响。然而,注意力技能并不是独立存在的。有用的注意力技能不能完全通过意图和努力来学习或执行。

意图提供目的和方向

意图主要是一个心理过程,它提供了一个目标或行动计划,其中包括运动的内容、原因和方式。在很大程度上,它为培训或实践提供了目的和结果目标。意图可以包括容易识别的目标,如克服特定的不足或在投篮时改善放松。意图也可以包括非常具体的生理结果,例如训练以引起最大的运动单元激活。意图为行为提供了更大的推理及理由,例如,一个孩子的运动目标可能是骑自行车,但其意图可能是逃避欺凌或去商店。没有特定的目的,意义和重要性就会丧失,注意力也会变得不确定。在前面的章节中,我们强调了有意义的运动的重要性。意图也会影响计划的完成方式,其中一部分是技术上的,例如,练习时间的安排和使用特定的生物力学技术。

举个例子,我们来研究一位自行车计时赛选手。骑自行车的人想变得更好,这样需要什么?骑自行车的人应该每天尽最大的努力出去练习使她的生理系统疲劳吗?也许是这样,但最好的办法是,只要她能更好地迫使阈值发生变化,在无氧阈值的上限行驶一段时间,或者,她可以专注于有节奏的呼吸和稳定的速度,试图训练呼吸效率。任何一种选择都可以不同程度地训练肌肉间或肌肉内的协调。另外,她也可以脱离自行车,进行特定的阻力训练,以提高髋关节屈肌和髋关节伸肌之间的力量传递。

努力必须是有意识的

意图过程的另一部分与努力和动机有关。换句话说,一个人决定付出多少努力必须计划好,特别是在需要付出最大限度的努力的情况下,这往往是必要的。努力通常被错误地认为是一个生理术语,意思是一个人投入多少时间和精力去完成任务,投入多少精力去实践或训练。然而,心理努力必须先于生理努力。准备、认知努力、警觉性和唤醒、计划训练所需的时间、研究运动影像——所有这些都需要一定程度的脑力劳动。集中精神需要努力,克服恐惧或焦虑需要精神上的努力。在训练或游戏中,如果没有充分的脑力劳动,一个人就可能会偏离轨道,失去注意力,运动表现也会受到影响。

总之,意图导致有目的的努力,并且都为有效注意奠定了基础。保持短期的意图、努力和注意力(例如一场比赛)可能很简单,但是优秀运动员需要月复一月、年复一年的坚持。

五、总结和应用

信息处理被定义为中枢神经系统的基本工作。接收、解释和理解信息,存储、分类和回忆信息,做出决定和执行计划都是大脑角色的任务。然而,大脑处理大量信息或同时处理多种类型信息的能力是有限的。记忆被认为是一种重要的资源,可以影响到高水平的性能,是一种认知处理资源,具有明确的改善策略。记忆策略之一是使动作有意义,这对注意力和意图也起着一定的作用。

注意控制是调节资源使用最重要的方法,可能是改善运动技能信息加工方面的最佳首选策略。知道把注意力放在什么地方,注意力的质量,以及转移注意力的能力,决定了中枢神经系统接收信息的数量和类型。在运动环境中,注意力控制对于控制压力和觉醒也是必要的。

潜在的注意力控制能力取决于意图。没有正确的意图,我们选择性和集中的注意力就不确定,我们最大限度地发挥身心努力的能力也受到限制。意图用于过滤输入信息,并为输出命令提供目的。意图不仅改变注意力和努力,而且在此过程中直接影响训练和实践所产生的生理表现和生理适应的本质。换句话说,意图和努力影响运动单位的招募和肌肉内协调的其他特点,决定整个身体肌肉协调性的激活,并使我们兴奋。关键的信息是,所有的训练和实践,从个人练习到长达一年的计划,都必须确定明确的目标和意义,有意识有计划地开展,以获得最大的利益。

【参考文献】

[1] Bernstein N. The Co-ordination and Regulation of Movements[M]. Oxford, England:Pergamon Press,1967.

[2] Gage W,Sleik R,Polych M,et al,The allocation of attention during locomotion is altered by anxiety[J]. Experimental Brain Research,2003,150(3):385 - 394.

[3] Noteboom J,Barnholt K,Enoka R. Activation of the arousal response and impairment of performance increase with anxiety and stressor intensity[J]. Journal of Applied Physiology,2001,91(5):2093 - 2101.

第八章
能力与个人

　　人类最大的特征就是具有较大的差异性。每个人都有着不同的性格及特点,这些特点最终形成了每个人特有的能力。与此同时,这些能力带给我们的是不同的技能及对于技能的熟练程度,这使人们能够以截然不同的方式解决问题或克服挑战。举个例子,在美式橄榄球的比赛中,两名优秀的跑卫都可以成功地在比赛中拿到自己想要的码数。其中,一名跑卫是通过晃过防守者得分,另一名则是通过速度甩开防守者。由此可以得出,第一位跑卫利用的是他优秀的灵敏性以及准确的判断能力,第二名跑卫则是利用强大的下肢力量、体重优势以及积极的性格特点。

　　这两名运动员都成功地将自己的运动能力转化为跑动的技巧。在现实生活中,有很多这样的能力,只不过有些比较容易被发现,有些很难被发现甚至目前还是未知的。这是试图判断一项运动技能表现的基本能力是否优秀或确定个人的竞技潜力的关键要素之一。在本章中,我们会先探讨能力的本质、如何识别能力以及运用它来预测个体是否能在未来成功地掌握某项运动技能。

一、确定能力

身体素质是最容易被识别的能力

　　目前已确定的能力分为三大类:①身体素质;②心理;③神经活动。身体素质主要基于人体的生理和解剖特点。这些能力包括那些通过训练可以高度提升的能力,如肌肉强度、肌肉质量、柔韧性、最大摄氧量和代谢属性、每搏输出量、体重和速度。当然,它也包括那些不可改变的或很难被改变的,如肌纤维类型、身高、骨和骨组织的力量、肺的大小,等等。值得注意的是,有些能力在很大程度上受遗传基因的影响,有些能力则可以通过训练产生质变。

确定一个人的身体素质往往比较简单,通常可以采用直接观察或进行测试的方法。事实上,不管是对于运动表现的评价还是医学上对不健康人群的测试,身体素质和生理指标都是很重要的测量标准。运动员测试的大部分数据都包括力量、速度、耐力和新陈代谢,而像心率、血压和验血只占了医学评估中基本措施的一小部分。

 神经活动能力和认知能力更难量化

神经活动能力是一种需要大量认知加工的身体素质。一般来说,这包括具有较大精度或精密度的动作、手眼协调、反应时间或运动决策。认知能力的种类虽多,但是他们对于运动表现的影响没有像其他身体素质那么明显。在许多运动情境中,可以确定对于运动表现影响较大的认知能力包括动机、欲望和热情、注意力、自我效能感和信心以及和任务相关的信息处理和耐心。其他的不确定是否与运动表现有联系,或者根据运动任务的不同而有所不同的认知能力包括一般智力、情绪应对、攻击性、个性和希望。

虽然有些神经活动能力,如反应时,很容易在实验室中测量,但是这些能力对于现实生活和运动表现的影响是不确定的。认知能力则一般是通过笔试进行测量,但是其效度和信度问题值得商榷,这也是为什么只有少数认知能力被大众承认的原因。

相比较有关于身体素质的研究,围绕认知能力和神经活动能力的研究较少。此外,产生认知能力的心理因素目前尚在研究中,例如,到底什么心理特征能够帮助人们进行与运动相关的信息处理?然而,即使对于认知能力的鉴定和测量还处在初始阶段,但是人们已经意识到了认知能力与神经活动能力才是运动员最佳运动表现的关键所在。例如,同样一个简单敏捷性测试,带有反应时测试的开放式运动技能的测试甚至比不带反应时的封闭式运动技能的测试更能鉴别高水平运动员。

视觉运动能力。视觉在许多运动技能中起着至关重要的作用,特别是涉及监控外部环境需要的开放式技能。视觉在反馈中起着相当大的作用,并且在运动准备方面,视觉比任何其他感觉系统都起着更大的作用,这就是所谓的前馈。尤其是"观察"可以帮助运动员根据环境的变化预先选择和设定身体的动作。

视觉与其他感觉系统一样,既包括"硬件"生理组件,也包括"软件"感知组件。硬件是由眼睛本身组成的。眼睛的功能比较容易检查,一般通过视力测试、色觉、焦点视力(约 $2°\sim5°$)和周边视力(水平约 $200°$,垂直 $160°$)进行测试。人们认为,更好的视力是任何手眼协调运动的必要条件。当然也有报道称,运动员的视力比一般人好,比如名人堂棒球运动员 Ted Williams 的视力。但是,Williams 本人并不觉得优秀的视力在比赛中起到了很大的作用,他更愿意相信是他对于教练战术的严格执行及高度集中的注意力帮助他赢得了胜利。

以 Williams 的言论为主的证据表明,视觉处理比敏锐的视觉本身更重要。例如,在体育运动中,视觉搜索策略和模式识别使运动员能够发现和处理信息,从而帮助他们预判和准备回应。预判可以减少反应时间,使动作更高效、更恰当。预判的另一个组成部分是预判时间。预判时间是指个体根据周围环境的变化开始全身或四肢的运动,通常用于拦截动作。例如,在棒球赛中,击球手通过预判来球的速度与方向进行挥杆以及在外接手接到棒球后,预判移动中的球员的位置以传出更有效率的球。

然而,预判不仅仅使用时间和视觉信息。假设一个垒球外野手做接球准备时,她可能会在球被击中之前就开始移动,因为她能预测到球的位置。她能够做出预判,因为投球类型(慢、快、曲线等)、投球位置(靠近或远离击球手)、投球的时间和速度、击球手挥杆的生物力学特征她都了解,并将这一切与她对击球手倾向的判断和垒的物理知识(例如,慢投更有可能被"拉",外场更可能击中"相反场")结合起来。因此,她预判球最有可能出现的区域,并在球到那里之前击中它。

视觉是与遗传相关的,但视觉感知也是遗传的吗? 有改善视觉的感觉和感知的可能性吗? 没有充足的证据证明某一领域的佼佼者拥有比别人更好的视觉(例如敏锐度、焦点和周围视觉)。也没有充足的证据表明,通过视觉训练可以更好地提高视觉感知能力。众所周知,高水平运动员们拥有更好的视觉搜索能力并且越来越多的研究表明,视觉搜索是可以通过训练改善的。然而,一个人的视觉感知到底能改善多少,还不得而知。

C 熟练地掌握一项技能需要很多能力

成熟的运动技能,无论是驾驶、针织,还是打后卫,都是需要多种运动能力。一些能力对运动表现的影响是显而易见的,比如垂直跳跃高度对篮球的发挥。然而,特定能力的重要性因个人而异。篮球名人堂 Larry Bird 和 Magic Johnson 只达到了 NBA 球员的平均跳跃能力,但是他们与 Michael Jordan 一样成了那个时代的明星。Bird 和 Johnson 利用其他能力——球场意识、篮球知识、投篮感觉、身体控制等来取得球场上的成功。

有几个运动员似乎能够拥有全面的能力,像 Jim Thorpe、Babe Didrikson Zaharias 和 Deion Sanders 这样的多名体育明星的表现似乎意味着一种独特的全能的存在,这种能力有助于最终的运动技能表现。换句话说,在任何一项运动中,成功所需要的运动能力是什么? 一名成功的运动员是否都拥有某种特殊的能力? 问题的答案似乎是响亮的——"不",相应的研究可追溯到 20 世纪 50 年代。在记录中,在一项运动或运动技能方面的成功——即使是高水平的成功,并不能保证在任何其他运动或运动技能方面取得成功。

全能运动员最好的解释是一个运动员有很强的能力或者有很多与该运动技能相关的能力。例如,力量、速度和视觉搜索是许多运动的重要能力。一些运动员设法利用这些能力,并将它们转移到其他运动项目。这并不意味着任何拥有这些技能的运动员都可以轻松地全面应用这些技能,同样,并不是所有的运动技能都存在可训练性。学习一项新的技能还是比较困难的。

二、人才鉴定

鉴定一个人的运动技能是有意义的,这样练习和训练可以更有针对性地提高优势和克服弱点。此外,如果一个人的潜在运动能力被鉴别出来,那么就可以预测其对于这一项技能的熟练程度,二者都有其优点,而且都得到广泛实践。然而,在运动能力方面,存在一些教学和预测难题。

 对于能力的实际使用程度很难被确定

第一个问题就是衡量一个人的能力。正如我们前面看到的,有些能力是难以衡量的,甚至是难以分类的。第二个问题就是一个人的能力与某项运动技能是否相匹配。有许多研究已经确定了运动员参加某些运动的某些特点。例如,排球中最好的击球手往往有好的垂直跳跃能力以及高的身高。然而,也有很多拥有良好垂直弹跳的高个子球员不能成为一名好的击球手。Abernethy 和他的同事指出,肌肉力量可以在许多运动中对运动员进行等级的划分,但只能在某种程度上从低层次的运动员中识别出高水平运动员。在高水平比赛(例如 NFL)中,力量很难作为一项区分运动员的指标。这些例子都说明了鉴定优秀表现所需的基本能力以及个体将这些能力运用到运动表现中的困难。

 没有研究支持儿童中的人才鉴定

基于当前运动能力进行未来表现预测的行为是广泛存在的,通常被称为人才识别。人才在这种情况下被定义为拥有某种能够在体育或其他活动中取得成功的能力并且能够熟练运用这种能力的"混合体"。例如,像 Myers-Briggs 采用人格测试判断一名应聘者是否拥有商业潜能。美国国家橄榄球联盟进行了为期四天的"球探联合"的体能和智力测试,以评估大学球员在 NFL 中取得成功的可能性。也许最突出的人才鉴定的例子是我国选择儿童进入我们的奥运训练计划。在我国,人才选拔员从小学到中学,测量学生的灵活性、反应时间、身体和骨骼测量等素质。具有杰出能力的儿童根据他们特有的能力被送到相对应的体校进行训练,如具有高灵活性的儿童去体操学校、躯干到手臂长度的比例好的儿童到举重学校,等等。虽然这种选才模式的效率的确很高,但几乎没有证据表明这样的选择过程有其价值。Vaeyens 和他的同事已经研究过奥运人才鉴定计划,并得出结论,这些计划仍然值得怀疑,此外,他还指出,针对青少年的特定扩展训练计划并不一定与精英体育成就有关。即使是高度吹捧的 NFL "球探联合"活动的有效性也是值得怀疑的。在目前所有的测试中,特别是对儿童和青少年的测试,都没有遵守两个已知的预测原则:①确定目标技能的基本能力;②所使用的测试的有效性和可靠性。

C 人才识别可能有助于领域选择

识别任何运动技能的基本能力都很困难,尤其是在运动技能变得更加复杂的情况下。如上所述,即便一个人的能力并不符合该项运动或活动的特征,他也可以在这项运动中取得成就。另一方面,通过已经确定的能力帮助进行领域的选择是可能实现的。例如,身材矮小的人可能会更适合一些特殊的运动,如体操或骑马。有大量快肌纤维成分的人应该避免参与长时间的有氧运动。不管是由政府强制执行还是由个人自愿,领域选择都有很大的遗传成分,因此,它更应该帮助人们去除不适合自己的运动,而不是选择应该进行的运动。

从能力预测运动技能的成功是有问题的。撇开领域选择不谈,根据儿童或新手运动员早期成就预测后期成功是具有挑战性的。通常,初始成功(好或坏)并不能预测未来的表现,因为早期阶段的成功所需要的能力通常与后期成功所需要的能力不同。当运动员经历学习阶段时,他们必须学习或利用新的能力。例如,力量是在高中阶段的比赛中获得成功的主要因素,但在参加奥运会比赛的高水平运动比赛中却不是唯一的胜负因素。虽然预测身高等成长因素是可靠的,但是孩子们对于实践及训练的适应性是无法预测的。例如,目前还没有办法评估孩子力量的发展能力。

目前的研究表明,有一个因素可以帮助孩子们在比赛中取得成功。这个因素是相对年龄而言的,它只是意味着一个年龄组中年龄较大的孩子在每个年龄段都更有可能成功。人们认为这些孩子比他们的同行年龄更大、更成熟,在幼儿时代就明显具有优势。这些优势会带来更多的成功,与此同时,这些成功为这些儿童提供了更多的时间和精力。此外,这种早期的成功是这些儿童继续参与并努力以取得更多成功的强烈动力。但是,木吉卡等人认为这种偏见使我们失去了很多潜在的人才。

C 能力测试确实有一些优点

既然能力测试有这么多的问题和缺陷,那么我们为什么还要去孜孜不倦地进行测试呢?其实这是因为能力测试提供了一个衡量标准,可以据此评估练习、训练和康复的有效性。了解某些运动中运动员的能力,至少为个人在训练、练习和领域选择方面提供了一些指导。

三、总结和应用

个体拥有各种各样的运动能力,这些能力单独或共同为成功的运动技能表现提供了基础。这些能力包括身体素质、神经活动和认知能力。虽然某些能力已被明确确定为特定运动技能成功的主要组成部分,但是确定大多数运动技能的基本能力已被证明是困难的。很明显的一点是,个体可以通过不同的能力组合在特定的运动技能上取得成功。

这并不意味着任何运动技能活动都可以通过能力的组合来获得成功。通过领域选择,一些能力可以有助于区分潜在的运动能力,另一些则可以提供一个明确的优势或劣势。除了领域选择(虽然这也是有问题的),以目前的表现预测一个孩子或新手在后期的成功的运动表现,这也是不可靠的。与运动技能成功有关的因素太多,即使在能力测试可靠且有效的情况下,也只能衡量少数运动能力。

然而,能力测试确实有其用途。众所周知,对于许多运动和运动技能来说,都有一个基本或最低水平的能力,如力量、速度、视觉敏锐度,等等,这些能力在经验和理论上都有助于表现。这些措施为个人在实践和培训期间提供了最低的目标。能力测量还有助于识别明确的弱点和长处,并在训练或康复期间提供可以监控进展的测量结果。

【参考文献】

[1] Abernethy P,Wilson G,Logan P. Strength and power assessment. Issues,controversies and challenges[J]. Sports Medicine,1995,19(6):401 - 417.

[2] Adams A J,Kuzmits F E. Testing the Relationship Between a Cognitive Ability Test and Player Success:The National Football League Case[J]. Athletic Insight,2008,10(1):5.

[3] Gabbett T,Kelly J,Sheppard J. Speed,change of direction speed,and reactive agility

of rugby league players[J]. Journal Of Strength And Conditioning Research / National Strength & Conditioning Association,2008,22(1):174 - 181.

[4] Kuzmits F E,Adams A J. The NFL combine: Does it predict performance in the National Football League[J]. Journal of Strength & Conditioning Research,2008,22(6):1721 - 1727.

[5] Mujika I,Vaeyens R,Matthys S J,et al,The relative age effect in a professional football club setting[J]. Journal of Sports Sciences,2009,27(11):1153 - 1158.

[6] Sheppard J,Young W,Doyle T,et al,An evaluation of a new test of reactive agility and its relationship to sprint speed and change of direction speed[J]. Journal Of Science And Medicine In Sport / Sports Medicine Australia,2006,9(4),342 - 349.

[7] Vaeyens R,Gullich A,Warr C R,et al,Talent identification and promotionprogrammes of Olympic athletes[J]. Journal of Sports Sciences,2009,27(13):1367 - 1380.

第九章
教学、练习和训练

　　运动学习的核心是讲解和练习。不管一个人的能力如何，要想将一项运动技能完成到熟练的程度，只能通过专门的、有目的的练习或训练。练习与训练的区别仅在于是否有针对性的改进。练习旨在提高心理表现、战术、策略、团队合作和运动技能。训练旨在提高生理机能和体能。虽然本章中介绍的原则通常是与练习相关的原则，但它们同样适用于训练。

　　练习有两个组成部分：学习者和指导者。在上一章中，我们研究了学习者的特点。在本章中，我们强调讲解和学习者与教学方法（即练习）的融合。

一、讲解的基本概念

 示范是最常见的，但经常被过度使用和误用

　　对于新学习者来说，最常见的学习方法就是建模，也称为示范或观察学习。在示范中，指导者演示要学习的技能，然后学员模仿技能。建模的有效性与示范的人和示范的技能类型有关。

　　精通和杰出的示范者所做出的示范显然是更有效的。不仅示范的动作更标准，而且学习者更容易关注所学的知识，并理解动作的意义。然而，专家模型可能太复杂了，让初学者因动作的复杂性而感到困惑。在某种程度上，让学习者观察其他新手学习的运动技能是更加有利的。学习者在此过程中会自行选择有效的正确示范而过滤无效的错误示范，这一过程比单纯地观看专家的示范拥有更高的效率。

　　并非所有的运动技能都适合通过示范的方式来学习。在观察运动技能时，学习者的视觉系统会拾取协调信息、相关信息，如事件的时间安排和顺序。因此，建模对于新技能或其他需要总体协调模式而不是精确控制的技能学习最有效。如果需要精确的控制因素并且已经建立了基本的协调模式,那么建模可能是无效的。

在运动过程中适当地运用口号可以帮助观察学习。给学习者一个精确的时间,用口号告诉他在某个时间段应该做什么事情。这是教学模式中非常关键的一环。比如在网球比赛中,许多人在击球时发出低沉的声音(如击球),在击球时发出的声音会逐渐变大或发出吼声。

观察能带来直接的神经反馈

越来越多的证据表明,当观察运动时,视觉运动神经元系统被激活。该系统根据所观察到的运动动作的不同而变化。当观察非人类的或静止状态下的行为,或当观察者对任务完全不熟悉时,系统是不活跃的。当系统被激活时,它可以帮助我们的大脑:①理解动作;②理解意图;③主动模仿;④理解行为状态。换句话说,运动系统的某些部分在观察运动行为时是活跃的,从而帮助大脑准确地理解它所看到的动作并理解为什么(意图)运动正在进行,从而帮助大脑模仿动作。当然,它还可以帮助我们理解被观察者在进行这个动作时的情绪。

不管是哪种类型的建模,对于新手或有一定成就的学习者来说,尝试新事物都是最有效的。但是从观察中只能收集到有限的运动信息,其中大部分只局限于学习的认知阶段。

二、反馈

教练的角色至关重要。错误的教学会导致学生学习错误的动作、训练成绩一直停滞不前以及学习动力的降低。一名优秀的教师应该做好以下两点:①反馈和沟通;②创造适当的学习环境。这两点又是由很多个小点组成的,如指导、领导、建立信任、技术咨询等。在本节中,重点是提供反馈和创建学习环境。

反馈可以是内部反馈,也可以是外部反馈

反馈是指发送给中枢神经系统的有关身体或精神活动的信息。反馈可以来自内部(例如本体感觉)或外部来源(例如教练)。内部反馈来自本体感受器,可能是内脏或躯体。外部反馈是有关表现的信息,这些信息源自除运动员自己的感官系统以外的任何人或事物。根据定义,外部反馈是追加反馈。因为反馈源可以增强、修改并且运动员本身并不能清楚地收到这些信息。尽管目前的技术支持"电子教练",但是增强的外部反馈几乎总是由真正的教练提供。无记忆的感觉反馈,更常见地被称为生物反馈,是使用电子设备来放大生物过程,使学习者集中注意力。常见的生物反馈设

备包括心率和血压监测器、呼吸速率监测器(肺活体监测器)、皮肤电测试仪、脑电图(神经反馈)和肌电图。

 结果反馈与绩效反馈的外部反馈

外部反馈可以提供有关运动或生理功能的信息并且提供动力。在上述两种情况下,结果反馈与绩效反馈都可以通过外部反馈形式表现出来。结果反馈是关于运动结果的信息,绩效反馈是关于运动结果的运动特征的信息。绩效反馈包括游泳时手臂位置的口头指示、在投掷过程中对腿部位置进行视频评估,或对步态运动学进行生物力学评估。绩效反馈通常在运动后提供,但也可以在运动期间进行。

 外部反馈具有很明显的两面性

外部反馈在技能学习的过程中表现出来的重要程度取决于技能的种类以及学习者的态度。如果学习者变得依赖于外部反馈,那么这对学习技能是不利的。因为当失去外部反馈的时候,技能的学习效率会大幅度下降。在这些情况下,学习者本身并没有培养出对于动作的习惯,因此,无法主动掌握运动的时机。当无法看到动作或感官系统提供的信息或不可靠时,外部反馈是非常有用的。大脑有损伤或身体有疾病的人经常会接收到错误的信息。当感觉信息可用但学习者无法使用时,外部反馈也很重要。这是初学者的一个共同特点,他们无法识别或解释自己的感觉信号。

在本体感觉系统提供足够信息的情况下,外部反馈的添加变得冗余且不重要。当存在可检测的参考指标时,大多数情况下,执行者可以通过该指标来评估其绩效。例如,一个篮球运动员不需要绩效反馈来告诉他们投丢了多少个罚篮。

简而言之,在很多情况下,外部反馈可以增强技能的获得,特别是在新的学习环境中,或者当一个人在试图突破极限时。

 有效的外部反馈必须考虑到内容、复杂性和频率

外部反馈在内容、类型、复杂性和频率上可能有所不同。作为一名优秀的教练员应及时调整这些因素以达到最佳的训练结果。

反馈内容。提供外部反馈应基于以下两种因素:①反馈的注意方向;②运动的哪个部分获得反馈。请注意,这两个因素最适合于早期实践或初始学习课程,其中可能包括有经验的运动员学习一种新技术。外部反馈的注意力指导内容有助于将注意力集中在技能的特定方面。如果外部反馈太笼统,则不利于注意力的集中。因此,我们必须认识到,外部反馈不仅提供运动信息,而且有助于将注意力集中在特定的运动环节上。

特别是对于绩效反馈来说，必须将技能分解为最重要和最不重要的部分，即运动环节必须按优先级排列。确定运动接收外部反馈的哪个方面需要一个专业人员来进行讲解与示范。一般来说，运动技能最差的环节似乎应该得到反馈，但情况并非总是如此。有时，运动成分不佳是先前环节错误的结果，导致整体的运动在进度上连续恶化。例如，在篮球上篮的过程中，糟糕的控球和投篮往往是不协调的步法和跳跃的结果。在这种情况下，反馈和指令应放在步法上，而不是投篮。一般来说，能够显著提高整个动作有效性的那部分技能是外部反馈的最佳选择。

如何利用外部反馈还包括将它运用到运动的哪个层次，是在正确的环节中还是错误的环节中。例如，一个举重运动员在进行下蹲式举重时，他的背部位置的动作做得很好，但是膝盖的动作不是很合理，这时候教练会给出一个外部反馈。一般来说，有关不正确的移动或错误的信息更有效，应该使用更多，但事实上两者都可以使用。有关正确运动的信息通常具有优势，因为它可以正面激励或信心激励，尽管有些人更容易被负面评论所激励。

外部反馈可以是描述性的，也可以是规范性的。描述性是描述运动中所做的（可以是定性的或定量的）。规范性不是提供关于所做的事情的信息，而是提供正确运动所需要做的事情的信息。一般来说，新手需要更多的规范，高水平运动员需要更多的描述性反馈。

外部反馈的类型。外部反馈有三种主要类型，即绩效反馈、结果反馈和感官生物反馈。每种类型都可以用不同的方式进行指导。对于结果反馈与绩效反馈来说，口头反馈是最简单也是最常见的反馈形式。外部反馈的第二种最常见的形式，尤其是在运动和锻炼过程中，是身体指导。教师通过身体指导的方法引导学生自觉完成动作。此方法适用于早期的学习，但可能会不利于肌肉记忆的形成。因此，身体指导可用于早期学习，使学习者熟悉任务。

视频，如游戏影片或高速生物力学分析，可能是第三个最常用的绩效反馈技术。视频绩效反馈的有效性很大程度上取决于运动员的技能水平，而不是技能本身。初学者通常需要在视频上增加口头绩效反馈，而更有经验的运动员则可以在没有其他指导的情况下评估重要信息。视频绩效反馈可以为学习者提供一种单一的启发，但通常需要使用至少5周才能获得最大的效果。其他绩效反馈方法往往涉及高科技，如生物力学信息的图形显示。

生物力学信息，例如划船划水时的力量曲线，一般情况下是留给表现最好的运动员。它到底有多有效目前为止还是未知的，尽管它越来越多地被用于价格合理的摄像系统和对用户友好的软件。

在生物反馈绩效的反馈中,经常可以看到将心率监测器用于检测高水平运动员在心脏康复过程中所能承受的运动强度。在临床上,肌电生物反馈除了监测肌肉放松外,还可以帮助确定肌肉的激活模式。其他生物反馈方法包括血流量和血压、皮肤温度、呼吸和脑电图(EEG)。其中大多数用于放松技术,但也可用于其他应用。

反馈的复杂性。外部反馈可以是非常复杂和详细的,也可以是简单的语句,如"好"或"坏"。一般情况下通过对于运动员错误动作的"容忍度"来确定复杂性的程度,即提示反馈校正的错误量。通常,初学者在提供外部反馈之前需要更大误差的"容忍度",而专业运动员需要更加严格。

教练员还需要考虑定性或定量外部反馈是否合适。一般来说,定量外部反馈更好,因为它更精确,但必须考虑到经验和练习的水平。对于新手来说,有时只能使用简单的外部反馈,如定性或简单的定量。定性外部反馈包括主观陈述,如太慢,或速度不够,有了更多的经验,外部反馈可以变得更加复杂和精确。

外部反馈的频率和时间。人们经常认为,反馈得越多越好,但越来越多的证据表明,太多的外部反馈是有害的。过多的反馈可能导致"负荷过大"或导致学习者产生依赖性。这是完全不可行的。在特定次数的练习或特定的时间段后,合格的指导员可以提供反馈摘要,而不是不断的反馈。同样,在常规比赛中不可用的举重方式(例如在镜子前练习举重技术),可能会对实际表现产生不利影响。

外部反馈可以在训练期间或之后给出。在训练期间,这种类型的外部反馈称为及时外部反馈,只应在某些情况下使用。及时外部反馈会分散学生的注意力,不仅会影响学生的学习,也会影响学习者对其学习的预判。另一方面,有时指出运动错误是有用的,因为它们可以帮助学习者更好地了解错误。

大多数外部反馈是在运动结束后给出的。外部反馈的时间分布也就导致产生了追加反馈与反馈之间的间隔时间。间隔的时间长度不应该太长,但必须足够长,以便学习者在运动后(身体和/或精神上)进行思考与复习,尝试解决问题,如找出他们哪里做得对了,哪里做得错了,或仅仅是他们做了什么。

反馈间期指的是给予反馈后到下一次运动完成前的时间。学习者利用这段时间来计划下一个运动,将外部反馈和他们自己的感官信息整合到下一个运动中。如果反馈间期太短(立即),那么他们没有时间解决问题——解决外部反馈和感觉信息的整合。如果反馈间期过长,学员可能会忘记外部反馈或感官信息。

三、练习的组织

不同的运动活动需要不同形式的练习，但有几个原则适用于全部的运动。首先，重要的是要确定运动技能是需要作为一个整体来练习还是分解成部分来练习。其次，变化的练习通常比单一技能的练习更有效。第三，勤学苦练才是通往成功的道路。

练习可以通过分解来简化

可以将一个动作分解为几个动作来简化技能学习的过程。大多数运动技能都是通过肢体的复杂排列进行的。在学习复杂技能的过程中，通常将技能分解为几个部分并分别进行练习。这部分练习需要根据任务的复杂性和组织结构来分解技能。一般来说，复杂度低但组织性强的任务（运动部分很好地结合在一起）应作为一个整体来练习。复杂程度高组织性低的任务，应分解练习（例如网球发球）。实际上，技能在复杂性和组织之间是连续的，复杂性和组织通常由学习者定义。

分解练习的主要步骤有：①将一个动作拆分成详细的几个动作；②分段练习法；③将动作简化。第一部分最重要的是将动作技能根据其自然特性分为几个部分，当需要及时改正动作中的错误时，这种方法非常有用。分段练习法也称为渐进式分解练习法。如果技能有第一、第二、第三部分，那么先练习第一部分，然后练习第二部分，然后练习第一和第二部分，然后练习第三部分，然后练习第二和第三部分，然后练习第一和第二以及第三部分。该方法充分利用了整体和部分练习的方法。将复杂的技能简化是最常见的练习原则，然而，并非所有的技能都可以有效地简化，就与其他训练方法一样，这要求教师对运动技能以及如何分解有很强的理解。

无论使用分段练习法还是整体练习法，将注意力集中在运动技能的特定部分通常可以帮助学习者对动作的流程产生更好的理解。例如，如果网球发球中的球是需要注意的关键要素，那么学习者可以完成一整段连贯的发球动作，但主要专注于球的投掷。

变化的练习有助于动作的记忆

不同的运动需要不同形式的练习，但是有几个原则在大多数情况下都适用。首先，在各种条件下练习不同的任务（可变、随机或分布式练习）通常是更加有利的，因此我们应该避免在整个练习过程中做同一个动作（固定练习或集中练习）。变化的练习可能会导致学习效率的下降，但是从长远角度来看，它更有利于运动技能的记忆与保留。专家普遍认为变化的练习会迫使学习者集中注意力,并可以根据具体的情况及时进行改正。在某种特定的情况下,变化的练习会产生语境干扰,此时如果继续练习的话,效率可能会受到一定的影响。

在我们平时的训练中,处处存在着变化的练习,比如:高尔夫球手在练习场上每隔几个球就换一个挥拍方式;棒球运动员每隔几个球就换一种扔球的方式;足球队进攻时随机选择进攻策略。又比如在篮球队的平时训练中,可能会先练习几个不同的进攻战术,然后进行投篮训练,最后再回到进攻战术。变化练习期间,学习者的成绩可能会有所下降,但是这对于动作技术的记忆与保留存在有利的影响。这并不意味着集中练习不重要,也不意味着变化的练习方法适用于所有技能的学习。教师必须建立有组织、有目的的练习环境,以满足学习者的需求。

 勤学苦练才是通往成功的道路——超额学习

一名优秀的运动员应该积极地计划个人练习日和练习周期(例如,几天、几周或几个月),以达到超额学习的程度。超额学习是持续的过程,甚至可以帮助个体打破自己的最好成绩。不过,在这一过程中可能会出现成绩下降的现象。换句话说,教师需要平衡成本(练习时间)以及受益(提高)比例。重要的是要明白,练习的数量是次要的,练习的质量是重要的。

超额学习需要高强度的练习与训练,这也自然而然地会引起疲劳。目前的研究表明疲劳可能会影响成绩,但不影响学习。但如果疲劳消耗了精力,降低了注意力,那么也可能导致练习无效。此外,如果疲劳的发生与技能训练本身的关系并不是很大,并且会影响到技能学习的效率,那么作为教练员应该尽量避免运动员产生疲劳。例如,如果在练习自由投篮之前进行手臂举重练习,可能会严重影响手臂和全身配合,从而导致学习协调不当。然而,如果一个人在跑步后进行罚球练习,虽然此时他的身体是疲劳的,但是这时的练习情况就像是真实的比赛情况。因此,疲劳可以成为一种练习变量,可能会促进情境干扰和更好地保持运动表现。一般来说,学习更短、更频繁,组织得越有条理,练习的效果更好。

四、心理练习

在高水平运动员的练习技巧中发现,他们会定期进行有规律的心理练习。心理练习通常通过表象技术,但也有一些研究将放松、压力控制、积极的自我对话策略和提高专注力作为心理练习的组成部分。在本节中,表象与动机控制被描述为一种心理练习技术。我们认为,基本的心理练习包括操纵和控制有意识的思维模式,从而影响身体练习和训练的有效性和结果。

表象用于技能获取和比赛准备

表象通常被认为是一种技能的心理或认知预演,通常以可视化的形式进行(参见技能在头脑中)或想象(想象技能的多个感官方面,而不仅仅是视觉)。表象一般有以下两个用途:①技能获取;②比赛准备。技能获取通常涉及学习者在他们自己的头脑中一遍又一遍地模拟运动技能。学习者可能会将他们觉得有意义的动作在脑海中强调很多遍。然而,没有身体练习的表象练习作用微乎其微,而结合表象练习与身体练习一般优于单独的身体练习。

用于比赛准备的表象要么是对一系列事件(如体操常规动作)的排练,要么是帮助唤醒自己的身体。其过程可能包括整个表演,比如在比赛中看到战术和策略的整个模式,或者可能会强调一个不连续技能中的一个特定动作,比如棒球击球时球与球棒接触的瞬间。还有研究表明高水平的运动员使用心理排练看到自己赢得或完成了出色的表演,但这种"荣耀"成像在促进高水平性能方面的有效性是值得怀疑的。唤醒调整可以是某种形式的心理刺激,以增加唤醒或放松较低的唤醒。将表象作为一种压力控制技术,在减少焦虑的同时还可以帮助运动员集中注意力。总而言之,不管是使用表象来准备还是唤醒机体,都可以帮助运动员增强信心,减少焦虑,更加集中注意力。

在表象过程中,感官模式、可视角度和透视角度都会有所不同

形成表象过程一般有三个特征,它们是透视角度(内部、外部)、可视角度和占主导地位的感官模式(例如,动觉与视觉)。从内部的角度来看,人在第一人称中看待自己,就像在现实生活中看待自己那样。从第三人称的角度看自己就像是从外部看过来一样。可视角度是大脑图片中实际包含的角度,例如,在第三人称视角或第一人称视角所看到的视图中,图像是从顶部或从背面开始的。可视角度似乎在很大程度上取决于被成像的运动技能。表象中的第三个倾向于强调视觉或运动感觉信息声音通常作为运动感觉因素是占主导地位的感官模式。因素是主导的感觉模式。表象者更趋向于不管感官模式、可视角度与透视角度是如何组成的,人们越来越相信"表象"对于激活大脑的重要性。表象指的是真实的意象中的身份。表象者可以看到自己或他人的表演。即使表演的是自己,虽然由有他自己来进行示范,也有可能不是完全正确的。

Holmes 和 Calmels(2008)总结说,由于方法论缺乏一致,确定最佳的表象方式或高水平运动员的表象特征是比较困难的。特别是表象的视角、视野、动作的表现力以及表象清晰度和生动性,即使在高水平运动员中也可能大相径庭。部分专家表明,表象练习通常过于片面,这损害了神经功能的对等性。因此,意象练习法必须结合整套动作以达到最佳的训练效果。

表象会直接影响神经系统

心理练习在生理上的功能调控对神经系统功能有直接的影响,也就是说,表象形成过程与实际完成动作时大脑在相同区域的活跃方式是相似的。核磁共振和其他脑部扫描方法表明,相同的生物基质不仅能反映真实的运动也能反映想象的运动,但是不断变化的媒介(agency)、透视、视角和感觉方式会改变活跃的大脑区域。一些研究人员表明,在对肌肉或者动作进行意象时,反射兴奋性会增加,这表明对运动的思考会促进脊髓对肌肉的激活作用。但是,由于实际的动作与想象的动作在熟练和不熟练的运动者之间的关系是不同的,且原因尚未确定,所以在分析数据时必须要注意这一点。Holmes 和 Calmels(2008)曾告诫说,真实的运动和想象的运动而引发的大脑活动可能并不具有功能等效性。

表象和观察作为练习方法

Holmes 和 Calmels(2008)提出和表象相比更好的实践工具是动作观察。在进行表象之前先观察运动行为,让意象处于正确的运动环境中。观察会激活运动共振系统,从而为运动者提供有关运动动作、意图和行为心理状态的信息。例如,进行心理练习前先观察对手,然后在观察中形成自己的运动意象,从理论上讲,这种方法同时利用了动作观察和意象建成的神经基质。

目标设置作为心理练习的一种方式有助于神经生理适应和提高身体的熟练度

从前面的章节可以看出,表象和观察的特征激活了大脑深处的活动方式。这表明为了能够接收到需要的生理或运动反应,心理活动就应该针对这种反应做出回应。

很多研究支持这一观点。虽然有些争议,但有研究表明数周的举重心理表象练习可以提高肌肉力量。研究显示有效的心理力量训练(Yue and Cole,1992,Ranganathan et al,2004))使用了第一人称视角和外部焦点意象,目的是为了使目标在意象中移动,例如,移动连接的力传感器或举起桌子。这种改进是由于训练后身体拥有了更流畅的神经中枢传导,该命令能够促使更多的神经肌肉激活以及更有效的肌肉间与肌肉内的协调。训练意识是心理训练的基本要素,也是关于意象研究的核心发现。

意识作为体育锻炼的心理基础,可产生更好的生理适应,参考 Behm 和 Sale(1993)精心设计的实验,他们让受试者在 16 周内每周进行 3 天的踝关节背屈的高强度训练。一只脚踝等速运动,另一只脚踝等距运动。与此同时,受试者都尝试进行快速爆发式运动。结果显示,通过等长收缩训练的腿等长收缩肌力并没有明显提高,而是在快速力量方面具有突出的改善。爆发力的增加使得肌肉激活的速度也在同时增加,还包括肌肉松弛的加快以及其他一些神经生理学改变。等长训练后的肢体等长效果减少而快速力量收缩收益增多,这些结果显然违反了训练原理的特殊性。研究人员得出结论,关键的训练刺激似乎是运动命令以及因此而发生的高速运动相关的运动单位激活模式。换句话说,由运动意识表现出的个人思维定势导致了可测量的神经生理适应,这些生理促进本身的适应与实际运动一样重要。所以说,应该将心理练习作为体育锻炼和训练的重要方式之一。

五、实际运用:一种综合训练模式

根据反馈练习以及心理练习组织的指导原则,是否存在用于设计和进行练习的首要框架或模型？当前的理论和方法表明,Ericsson 等人提出的"有效练习"模型(1994)是最有效和统一的模型。下面我们将讨论"有效练习"模型,我们先来研究两个构建模块模型,第一个是 Singer 的五步法,第二个是发现学习法,这两个模型将把目前为止所讨论的教学特点和练习特点进行整合。

五步法强调心理准备

Singer 和他的同事们开发了学习和完成运动技能的五步法。步骤如下:①系统地做好准备;②对动作进行意象建立;③将注意力集中在提示上;④不假思索地执行;⑤评估动作和先前的步骤。

这个过程中最重要的方面是注意力的集中和毫不犹豫的执行,这也是为什么将其称为非意识策略的原因。Singer 等人(1993)发现最好的学习方法是在做动作时不去思索做动作时应有如何的感受,或者不去把注意力放在与该动作有关的其他项上,当得到提示(例如,要关注目标的中心),然后大脑给出指示"做到这一点"时,人们就会更快速地学习动作,并且技能学习效果也会有更好的提升。从某种意义上来说,五步法试图让专业运动者强制做出自动行为。此策略与研究相吻合,该研究表明,在学习和运用技能时,外部关注要比内部关注更有效。五步法适合于"有效练习"模型,也适合于下面将要讨论的发现学习模型。

 发现学习法强调个人对学习的控制

发现学习法或探索性学习法是基于试错法的学习方法。这种方法给出任务限制,要求学习者寻找最佳策略来完成任务。这个过程包括寻找最佳的知觉线索或变量,以产生特定环境和任务约束的运动反应,并适合于自身的生理和心理构成。因此,发现学习法正符合动力学系统理论。

知觉信息可以是描述性或说明性的,也可以是个人的感觉反馈或追加反馈的形式。为了有效地将身体与环境的要求结合起来,就需要去解决运动问题。例如,运动者必须分析从环境中出现的光和声音的模式,以调节运动时机,并且必须将此信息与前庭、本体感受和触觉感官相结合,以在多变的环境中协调自己及时做出改变。根据发现学习理论,学习者必须自己解决这个问题。但是他们如何做到呢?有必要让一名教师参与其中吗?

发现学习法中的显性技能不是由教师直接传授的,而是由学习者自己探索如何去学习技能。教师的角色既困难也重要,除了提供指示性说明和精确建模之外,教师还要使用传统意义上的有限的追加反馈来引导学习者解决一系列问题。教师的首要要求是降低自由度,并提供最佳的学习环境。例如,一个学习走路的孩子看到父母和其他人走路并模仿他们走路,这些走路模型提供给孩子基本的运动思路。但是极有可能,孩子完全没有必要看着别人走路,就像婴儿在学习爬行时没有爬行模型一样。父母的主要作用是创造学习环境,鼓励自己的孩子学习走路,握紧他们的手(减少自由度并增强信心)以及让他们在地毯上行走(提供安全与抓地力)是父母优化学习环境并且鼓励孩子自行探索走路的方式。婴儿会自己发现应该去做哪些动作,如何做,为什么做以及明白行走的障碍和限制。教师"摄入"学习环境并发现障碍,但不提供指示性反馈。指示性反馈仅仅用于将学习者的注意力引导到重要的事物上或给予学习者一些提示。

要是学习者不知道如何做才能学习技能怎么办?如果建模过多,反馈过多,则学习者可能会将注意力分散在运动表现或运动形式以及进行运动所需的操作(例如力、位置等)上。通过发现学习法,学习者对运动形式没有预判,而将注意力集中在任务的目的和意义上。在学习探索的过程中,学习者对感觉性反馈变得更加敏感,并学会解释和理解它们。另外,如果一个人自己学习,他们就会被强迫利用现有资源来学习,而不是根据他人的优缺点来尝试复制他人的技术。

我们如何将探索性学习的概念与先前关于追加反馈和运动技能建模的讨论结合起来呢? 在某些情况下,发现学习法似乎与这些概念背道而驰。如果考虑两件事,我们就可以理解这点。首先,有关追加反馈和建模的许多特定信息是基于具有干预的反馈条件的实验室中从简单动作的研究中得出的。在这些研究中,我们学到了很多有关反馈类型的内容,但是其他有关现实生活活动的研究提供了更多关于如何使用这些反馈的见解。其次,所有的研究都表明,学习者需要依靠自己的感觉系统和感知进行运动。因此,教师的基本作用是提高学习者对感知信息的认识,提供一个可以解决问题和解释感官信息的环境,并总体上为运动者提供修改和完善自己动作的机会。

发现学习法似乎与常见的教学方法并不兼容。常见的教学方法都会严格地对显性技术进行建模并给出精确的追加反馈,高尔夫挥杆和网球挥拍就是两个这样的例子。Gabriele Wulf 的研究表明,将注意力集中在精确的运动技术上会减慢学习速度并削弱运动表现,因此他对教学显性技术的使用提出了质疑。教授学习者明确的技术和生物力学方法会阻止学习者探索和开发个人的心理和生理的能力。不同的个体无法执行完全相同的动作或以完全相同的方式完成任务。在严格约束的运动(例如,高尔夫)中的顶级运动员,即使总体动作看起来相似,但动作在力学方面得到的数据截然不同。也就是说,他们是通过不同的方式来实现目标的(举重、投篮等)。

C 有效练习模型为练习提供了一个统一的框架

Ericsson 和他的同事在过去的 15 年中进行了大量的研究,并且记录了采集到的专业表现的数据。他们以音乐家作为主要研究对象,但也借鉴了对运动员和其他专业人士的研究,从中确定了一些关键因素来研究高水平人士的练习方式。假定这些高水平人士在各自的领域内拥有的专业能力甚至是优异的成绩,并不是因为先天的身体素质,也不是因为越来越多的练习实践,而是他们所谓的有效练习的结果。有效练习所花费的时间与成绩的提高之间存在明显的正相关关系。自原始模式开发以来,其他研究人员已经研究了其对个人和团队运动的适用性,并对我们这里包含的模型进行了适当的调整。

C 有效练习的特征

有效练习具有六个要素:①设计一项基于运动者先前知识储备的任务;②立即向

运动者反馈;③重复执行任务或执行类似的任务;④有特定的为了提高技能或克服弱点的目标;⑤有强烈地想要进步的动机;⑥付出最大的努力。

基于学习者知识储备的任务。简而言之,必须根据个人的能力和现有技能来设计练习任务。这些能力还可能包括生理或心理特征,运动者和教练必须能够清晰地认识自身以前的知识储备并以此为基础。此要素就像发现学习法一样,要求教练进入运动者的学习环境,以使运动者的能力和需求与练习环境相匹配。

此概念也适用于团体运动,即围绕集体团队能力的情况来设计团队练习。设计团队运动练习是一个新的挑战,因为个人不仅要提高自己的技能,而且必须将这些技能整合到团队当中。

立即反馈以了解结果。此要素似乎与发现学习法不兼容,但也不一定如此。这并不是说在每次试验中运动者都会从教练那里获得追加反馈,而是意味着运动者会不遗余力地不断去分析自己所做的事情,以求能力的提高,反馈对于这些过程也非常重要。例如,球队根本不会简单的一遍又一遍的在比赛中进行进攻或防守,他们会在一场结束后分析出了什么问题并在下次比赛中纠正。教练的追加反馈有时是描述性或指示性的,但是最好的反馈是为了鼓励个人和团队自行解决问题的反馈。在这方面来说,追加反馈通常以问题的形式出现,甚至是非常简单的问题,例如"你下次将如何避免被对手打败?"

重复执行任务或执行类似的任务。Ericsson 从音乐家那里获得的数据表明,练习是高度重复的,这也不是说几乎没有或者根本没有变化。乐器演奏的性质使其看起来像是重复的,但是熟练的演奏者也在不断地改变他们的意图、情感和演奏方法。有关运动研究的数据表明,运动员把相当多的时间花在了相关任务上,包括个人练习和团队练习。"做一次,再做一次,继续做,直到做正确了,然后再重复做多次,直到做得比正确的更好。"这种基本宗旨仍然成立。

从骑自行车、驾驶汽车到编织篮筐和跨栏跑,任何尝试学习运动技能的人都熟悉这些重复任务。从我们先前关于变换练习与集中练习的讨论中可以看出,纯粹的重复并不符合变换练习优于集中练习的观点,但是重复比最初看起来要复杂得多。20世纪 00 年代中期,俄罗斯神经生理学家 Nikolai Bernstein 提出了许多运动控制理论,他曾评述重复并不是单纯地重复运动轨迹解决方案,而是重复解决运动轨迹的过程或找到一个更好的解决方案的运动轨迹。例如,网球正手击球的每次击打都是一个独特的动作,优秀运动员的每次击打都尝试着做出比以前更好的动作。只有当个人有意尝试这样做时,这才可能有效地发生。Bernstein 做的关于铁匠的研究发现,这些技艺精湛的铁匠在打铁时做出了非常精确的锤头运动,但是每次击打时四肢和关节的运动变化很大。他观察到这是重复的但是并不是完全相同的,并且强调了神经系统正在不断努力地修改基础动作并适应大量的自由度带来的影响以解决运动问题。

改变运动前后条件(例如,增加对于前后条件的干预)会加速复杂问题的解决速度,继而锻炼了信息处理的能力。促进信息处理是发现学习法的优势,它可以使运动成绩从练习环境更好地转移到运动环境,即使一次又一次地"重复"运动也可以做到这一点。

有特定的为了提高技能或克服弱点的目标。先前的有效练习原理仅在有意练习时起作用。练习的目的不仅仅是为了更好地达到总体目标,而且在每次练习中都必须在某些方面有所改进。即使在学习的过程会导致成绩下降(记忆动作和学习阶段),也必须有特定的结果和过程目标来指导练习过程和运动者的心态。练习的目的不是为了努力工作,也不是为了娱乐,而是将所有精力集中在改善上,这种意向性便会驱使注意力的集中。

目标的设定必须结合教师和学习者的共同努力,必须基于学习者的表现水平、技术和能力以及确定是通往专业表现的途径。这条途径必定充满了最具挑战性的,最令人厌恶的或改进空间最大的"练习"。专业运动员会不断地努力学习下一个内容和克服下一个障碍,而不是不断地实践他们已经知道的知识。也因此,因材施教是一个成功教练的标志,并且大家都很重视这一点。

运动员需要通过各种努力来识别并克服弱点。Helson 和他的同事(1998)指出,足球运动员和曲棍球运动员进行了个人训练、力量练习、视频分析、团队练习和运动有关的学习,如写日记记录、意象练习和教练指导,以及量身定制的围绕着运动进行的日常生活活动,比如睡觉和学习。

个人有强烈的想要进步的动机。取得高水平成绩的过程是一条漫长而艰难的道路,找出最小的改良量可能要花费数年,因此往往会动力不足。最高水平的运动员不仅拥有想要获取成功的强烈动机,而且还要提高和掌握专业能力。

在练习中付出最大的努力。没有最大的努力就不可能获得最大的进步。前面的章节讲到努力是一个心理和生理过程,必须日复一日,年复一年地进行最大限度的努力。根据意向的不同,练习期间的努力与工作或娱乐期间的努力是不同的。工作中的努力旨在生产出高质量的产品,并且需要提高自动化水平和效率,机械地采用根深蒂固的方法就可以产生可靠的结果,而探索具有未知结果的新方法就很容易被忽视。

但练习就应该专心致志地进行改善。

 有效练习的约束条件很难克服

有效练习的特征与约束条件总是相关联的,因此很难进行充分的有效练习。正如 Ericsson 及其同事所观察到的那样,这些约束条件近年来在运动表现方面受到了一些争议。它们分别是:①时间;②资源可用性;③动机;④努力。

时间约束。根据有效练习理论,运动者必须从事至少 10 年的有效练习才能获得专业表现,并且在这段时间内,专业运动员积累的目标练习要比不那么成功的同行多得多。这不是说 16 岁的体操运动员在 6 岁时就要进行长达 4 个小时的严格训练,而是意味着她在那个年龄时就已经从事与体操有关的某种形式的训练了。Ericsson 指出,十年规则适用于从小开始训练的人,因为在青少年时期更加容易适应,而从 20 岁开始进行奥林匹克竞赛则不符合十年规则。

Cote 和他的同事们对澳大利亚和加拿大的优秀运动员进行了广泛的研究,并确定了这些运动员随着时间的推移会经历运动员生涯的三个阶段:抽样年龄(5～12岁)、职业化年龄(13～15岁)和投资年龄(16＋)。在抽样年龄中,孩子们开始发展和完善从体育运动和游戏中获得的各种运动技能。在专业化年龄期间,随着运动员开始将时间和精力集中在特定的活动上,体育活动的频率就相对来说减少了。在投资年龄阶段人们对某项运动投入了全部精力,而专业表现已成为人们关注的焦点。研究者将儿童成长时期练习的性质归类为自由活动、有效游戏、结构化练习和有效练习。有效游戏与有效练习不同,有效游戏的主要的结果是娱乐而不是提升能力。但是需要注意,构建游戏环境需要运动者掌管自己的练习环境以实现练习目标,并为提高技能和参与游戏的环境提供了背景。

尽管练习的性质可能有所不同,但时间框架原则对个人运动员和团体运动员似乎都适用。根据 Helson 等人(1998)的研究,高水平的团队运动员不仅在有效练习中花费了更多的时间,而且随着越来越有经验,他们会花费更多的时间在团队练习中。

资源约束。有效练习需要时间、精力、教练和设施之类的资源,这还需要有父母的意愿以及金钱的投入。在体操和花样滑冰等项目中,资源约束更为明显,而在长跑等运动中,资源约束则不那么明显。实际上,优秀的长跑运动员通常来自资源贫乏的国家,例如埃塞俄比亚和肯尼亚。在这种情况下,有必要看看有哪些可用的资源以及这些资源怎样促进成功。就埃塞俄比亚的长跑运动员而言,丰富的资源可能是文化上的支持、时间、艰难的地形和奔跑的机会,而金钱和冬季培训设施对他们而言并不那么重要。

相对年龄效应突出了资源约束。在按年龄组划分的团队运动中,年龄组中年龄较大的儿童更为成功,这主要是由于身体发育更快以及生理上更加成熟。这样一来,孩子们在较高年龄组往往也会成功,据许多研究人员(Ericsson et al,2009;Mujika et al,2009)的研究,这是因为他们获得了更多的资源。由于他们的早期成功,父母和其他有影响力的人为孩子们提供了更多的时间、指导和鼓励。

动机约束。Ericsson从音乐家那里获得的数据表明,要想让自己的生活只专注于一件事是很难的,特别是缺乏练习后的奖励以及在练习活动中缺乏乐趣。来自运动员的数据(Helson et al,1998)表明,运动员倾向于喜欢参加许多不同的练习活动,但是对许多人来说运动动机仍然是有个问题。Ericsson 等人(2009)评述动机可能是一种遗传特征,这似乎是合理的,对特定领域活动的享受,对努力工作的嗜好,甚至是想成为"最好"可能都有其遗传根源。

努力约束。由于运动员必须在每一次练习中甚至数年的时间里付出最大的体力和精力,因此很容易感到疲劳,而且需要花大量时间进行恢复。通常每天最大的训练时间不能超过 4 小时,2 小时可能是更合理的时间。对运动员来说,较长的训练时间应该与恢复时间剥离开来。训练时长(每天和每天/每周)应该随着对练习的适应而增加,但不包括与练习相关的活动,例如观看比赛视频。

C 遗传学与实践:我们能解决先天和后天的问题吗?

从国际象棋到音乐再到体育,各领域中都有许多神童,他们在各自的领域里小小年纪就有高水平的表现。这些事情表明,无须多年实践也可获得高水平的表现,并且遗传素质已取代了练习。但是,这些故事通常夸大了儿童的实际成就(对于年龄而言成绩是显著的,但与成年专家相比则不算优秀),甚至忽视了儿童在很小的时候所进行的练习。很明显,遗传素质有助于成功,在年幼的孩子身上很容易看得出基因对表现的影响,但并不意味着这些品质在日后的专业表现中是无法获得的,甚至不能说它们是必需品。Ericsson 和他的同事以及 Baker 和 Cote 等许多体育科学研究者都坚持认为无论存在或不存在遗传素质,都是练习实践而不是遗传造就了专业表现。遗传素质可能会导致领域选择,早熟的神童可能只是得到更多的关注和资源,他们面临的约束更少,从而使他们能够获得了更高水平的表现。

还有其他观点认为,遗传学提供了某些运动和活动所特有的基本能力,没有这些能力,专业表现是不可能实现的。例如,肌纤维类型的重要性不仅仅是对于领域选择方面。我们不会尝试回答这个问题,而只是提供了一个框架,无论遗传构成如何,都可以使个人发挥出最大的潜力。

六、创造练习和训练的环境

了解如何创建一个基于动态系统理论、发现学习法和有效练习法的训练环境似乎是一项艰巨的任务。Ives 和 Shelley(2003)制定了一个四步过程来完成这项工作,他们将其称为身心结合训练。此训练专门用于发展运动专项力量和爆发力。身心结合训练的目的是最大限度地提高生理适应运动环境的特异性。这些准则侧重于功能性培训目标,即把现实生活活动的情境需求和约束引入练习环境中以增强培训效果。一些研究者(Bobbert and Van Soest,1994;Voigt and Klausen,1990)的研究报告指出,仅仅提升力量并不能提高复杂动作的爆发力或速度,除非运动员通过新近增强的肌肉力量进行任务分解的练习。因此,运动员必须将训练与适当的环境任务约束相结合。这种环境包括许多个体运动特定的心理、身体因素。改变运动意图和注意力等要素是操纵认知环境的一个起点,认知环境对于增加运动特有的生理适应发生的机会是必要的。

这四个步骤如下:

(1)确定成功表现所需的生理、知觉和神经活动因素和技能。这些信息可以来自科学文献以及教练和运动员本身。如果这是唯一可用的数据,可能有必要从类似的运动中提取数据。需要强调的是必须要确定特定运动的特征,因为某项运动的心理技能或通用技能可能不适用于另一项运动(Birrer and Morgan,2010)。

(2)确定影响运动和表现结果的具体约束,以及学习过程中需要克服的障碍。把这些障碍和约束定义为需要解决的问题。这应该是基于拥有独特的能力、力量和弱点的个别运动员的专属。

(3)创造一个训练环境,强调力量或爆发力以及神经活动和心理因素的必要表现。作为起点,要考虑到心理努力、注意力和意图,以确定训练所必需的心理因素。训练时不需要一次性地将所有因素全部考虑,可以从几个因素开始逐步发展到更加的全面。

(4)让运动员自己发现实现目标的最佳方法并合理地进行约束、设置障碍和提示。监测进度并在学习进度停滞时设置新的约束和障碍。

许多研究人员采用了类似的指导方针并取得了很大的成功。例如,Hewett 等人(1996)报告了十几岁女子排球运动员的跳跃高度和力量在采用这种训练方法后有了显著提高。他们还发现神经协调的变化与损伤预防机制的改善有关。由于使用了独特的训练方法，这些进步远远超过了正常训练后所能看到的改善。他们进行的超等长训练不仅仅是生理上的训练，他们不仅强调技巧，进行有组织的跳跃和落地练习，还使用语言提示和视觉提示。

七、总结与应用

本章介绍了组织练习环境和向学习者提供反馈方法的基本准则。练习和反馈的共同特征是，当它们促进学习者有目的性地解决问题时就会发挥最佳作用。以意象形式进行的心理练习在有意进行时会被视为练习的重要组成部分。设置有意识的心态是心理练习的组成部分，可导致直接的生理适应以改善表现。

本章研究了三个实践框架。辛格的五步法证实了先前关于注意力、意图和意象的外在焦点的重要性的讨论。将发现学习法的原理与有效练习相结合，提供了一个强有力的理论和实践框架，其基础是将练习集中于个人需求，同时促进个人对运动解决方案的探索。如动力系统理论所指出，运动解决方案必须与环境、任务和个人约束等因素有关。在创建最有效的学习环境的过程中，教师的角色是至关重要的，也是非常困难的。

本章提出的观点，特别是发现学习和有效练习并不是新兴理论，几个世纪以来，运动员、教练和指导者一直在使用这些原则，现在这些原则已经在研究结果的基础上被不断地精简与正式化。这些原则不仅适用于提高运动技能的表现，也适用于通过训练来改善基本的生理能力。反馈、意图、注意力、努力和动机、计划和合格的指导等概念在训练环境中同样适用。

通过使用有效练习策略，再加上对神经肌肉控制原则在力量、爆发力、速度和专项运动技能训练中发挥关键作用的理解，教练和训练专家可以通过在训练房和赛场上使用更有效的训练方法来提高运动成绩。

【参考文献】

[1] Abernethy B B，Farrow D D，Berry J J. Constraints and issues in the development of a general theory of expert perceptual motor performance：a critique of the deliberate practice framework[J]. In Starkes，J. L. and Ericsson，K. A. （ed.），Expert performance in sports：advances in research on sport expertise，Champaign，Ill.，Human Kinetics，2003：345 - 369；436 - 441.

[2] Behm D,Sale D. Intended rather than actual movement velocity determines velocity specific training response[J]. Journal of Applied Physiology,1993,74(1):359-368.

[3] Birrer D D, Morgan G G. Psychological skills training as a way to enhance an athlete's performance in high-intensity sports[J]. Scandinavian Journal of Medicine & Science in Sports,2010,20:78-87.

[4] Bobbert M,Van Soest A. Effects of muscle strengthening on vertical jump height:a simulation study[J]. Medicine And Science In Sports And Exercise,1994,26(8):1012-1020.

[5] Bonnet M,Decety J,Jeannerod M,et al,Mental simulation of an action modulates the excitability of spinal reflex pathways in man[J]. Brain Research:Cognitive Brain Research,1997,5(3):221-228.

[6] Byung-Hyun K,Kook-Jin J,Dong-Won Y. The Effects on Korean national fencing players of training in the atrategy of coping with acute stress[J]. International Journal of Applied Sports Sciences,2008,20(2):96-128.

[7] Cote J J,Baker J J,Abernethy B B. From play to practice:a developmental framework for the acquisition of expertise in team sports[J]. InStarkes,J. L. and Ericsson,K. A. (ed.),Expert performance in sports:advances in research on sport expertise,Champaign,Ill.,Human Kinetics,2003:85-87,89-113,414-416.

[8] Coyle E F. Integration of the physiological factors determining endurance performance ability[M]. Exercise & Sport Sciences Reviews,1995:2325-2363.

[9] Decety J,Jeannerod M. Mentally simulated movements in virtual reality:Does Fitts's law hold in motor imagery[J]. Behavioural Brain Research,1995,72(1-2):127-134.

[10] Decety J,Jeannerod M,Germain M. Vegetative response during imagined movement is proportional to mental effort[J]. Behavioural Brain Research,1991,42(1):1-5.

[11] Ericsson K. Deliberate practice and the modifiability of body and mind:toward a science of the structure and acquisition of expert and elite performance[J]. International Journal of Sport Psychology,2007,38(1):4-34.

[12] Ericsson K A,Krampe R T,Tesch-Roemer C C. The role of deliberate practice in the acquisition of expert performance[J]. Psychological Review,1993,100(3):363-406.

[13] Ericsson K, Lehmann A. Expert and exceptional performance: Evidence of maximal adaptation to task constraints[J]. Annual Review of Psychology, 1996, 47:273 – 305.

[14] Ericsson K, Krampe R, Heizmann S. Can we create gifted people[J]. Ciba Foundation Symposium, 1993, 178:222.

[15] Ericsson K, Nandagopal K, Roring R. Toward a science of exceptional achievement: Attaining superior performance through deliberate practice[J]. Annals of the New York Academy of Sciences, 2009, 1172:199 – 217.

[16] Ericsson K, Roring R W, Nandagopal K. Giftedness and evidence for reproducibly superior performance: An account based on the expert performance framework[J]. High Ability Studies, 2007, 18(1):3 – 56.

[17] Fairweather M, Sidaway B. Ideokinetic imagery as a postural development technique[J]. Research Quarterly for Exercise and Sport, 1993, 64(4):385 – 392.

[18] Hale B D, Whitehouse A A. The effects ofimagerymanipulated appraisal on intensity and direction of competitive anxiety[J]. Sport Psychologist, 1998, 12(1):40 – 51.

[19] Hale B, Collins D, Smith D. Imagery perspectives and karate performance[J]. Journal of Sports Sciences, 1998, 16(1):103.

[20] Hanton S, Cropley B, Lee S. Reflective practice, experience, and the interpretation of anxiety symptoms[J]. Journal of Sports Sciences, 2009, 27(5):517 – 533.

[21] Helsen W F, Starkes J L, Hodges N J. Team sports and the theory of deliberate practice[J]. Journal of Sport & Exercise Psychology, 1998, 20(1):12 – 34.

[22] Hewett T E, Stroupe A L, Nance T A, et al, Plyometric training in female athletes: Decreased impact forces and increased hamstring torques[J]. American Journal of Sports Medicine, 1996, 24(6):765 – 773.

[23] Higgins S S. Motor skill acquisition[J]. Physical Therapy, 1991, 71(2):123 – 139.

[24] Holmes P, Calmels C. A neuroscientific review of imagery and observation use in sport[J]. Journal Of Motor Behavior, 2008, 40(5):433 – 445.

[25] Ives J, Shelley G. Psychophysics in functional strength and power training: Review and implementation framework[J]. Journal of Strength and Conditioning Research, 2003, 17(1):177 – 186.

[26] Jeannerod M. Mental imagery in the motor context[J]. Neuropsychologia, 1995, 33

(11):1419 - 1432.

[27] Jeannerod M,Decety J. Mental motor imagery: A window into the representational stages of action[J]. Current Opinion in Neurobiology,1995,5(6):727 - 732.

[28] Kiers L,Fernando B,Tomkins D. Facilitatory effect of thinking about movement on magnetic motor - evoked potentials[J]. Electroencephalography and Clinical Neurophysiology,1997,105(4):262 - 268.

[29] Movahedi A,Sheikh M,Bagherzadeh F,et al,A practice - specificity - based model of arousal for achieving peak performance[J]. Journal of Motor Behavior,2007,39(6):457 - 462.

[30] Mujika I,Vaeyens R,Matthys S J,et al,The relative age effect in a professional football club setting[J]. Journal of Sports Sciences,2009,27(11):1153 - 1158.

[31] Ranganathan V,Siemionow V,Liu J. From mental power to muscle power—gaining strength by using the mind[J]. Neuropsychologia,2004,42(7):944 - 956.

[32] Singer R N,Lidor R R,Cauraugh J H. To be aware or not aware? What to think about while learning and performing a motor skill[J]. Sport Psychologist,1993,7(1):19 - 30.

[33] Soberlak P P,Cote J J. The developmental activities of elite ice hockey players[J]. Journal of Applied Sport Psychology,2003,15(1):41 - 49.

[34] Stephan K,Fink G,Passingham R,et al,Functional anatomy of the mental representation of upper extremity movements in healthy subjects[J]. Journal Of Neurophysiology,1995,73(1):373 - 386.

[35] Takaishi T,Yamamoto T,Ono T,et al,Neuromuscular,metabolic,and kinetic adaptations for skilled pedaling performance in cyclists[J]. Medicine and Science in Sports and Exercise,1998,30(3):442 - 449.

[36] Tremblay L,Proteau L. Specificity of practice: The case of powerlifting[J]. Research Quarterly for Exercise and Sport,1998,69(3):284 - 289.

[37] Vereijken B,Whiting H. In defence of discovery learning[J]. Canadian Journal of Sport Sciences,1990,15(2):99 - 106.

[38] Vereijken B,Whiting H,Beek W. A dynamical systems approach to skill acquisition. The Quarterly Journal of Experimental Psychology[J]. A Human Experimental Psychology,1992,45(2):323 - 344.

[39] Vickers J N,Williams A. Performing under pressure: The effects of physiological

arousal, cognitive anxiety, and gaze control in biathlon[J]. Journal of Motor Behavior, 2007, 39(5):381 – 394.

[40] Voigt M, Klausen K. Changes in muscle strength and speed of an unloaded movement after various training programmes[J]. European Journal of Applied Physiology and Occupational Physiology, 1990, 60(5):370 – 376.

[41] Yue G, Cole K. Strength increases from the motor program: Comparison of training with maximal voluntary and imagined muscle contractions[J]. Journal of Neurophysiology, 1992, 67(5):1114 – 1123.

意识、身体和大脑

　　到目前为止，我们已经从心理和生理方面研究了运动控制，并发现了身心相互作用的证据，但仅限于"真实"运动。在本章节中，我们将综合考虑生理和心理方面，全面考究训练身心的心理生理学的影响。然后，我们还会研究在现实环境中表现的动作是如何产生的。以及，我们还将讨论几乎在所有运动的基本属性中都很重要的肌肉张力和姿势。最后我们将一起学习训练方法。

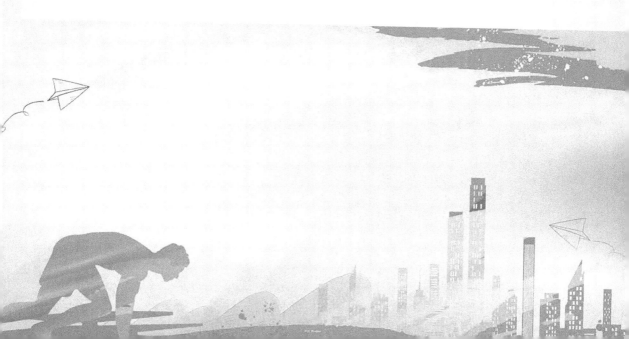

第十章
学习与训练的神经生理学

如果身心确实存在联系,那么应该有直接的证据证明它们是如何相互影响的。在本章中,我们首先通过学习对大脑以及运动对大脑的影响来验证这一联系。

一、中枢神经系统对学习的适应

在第九章中,反复强调了练习和训练过程中的心态会影响训练产生的生理适应性。在本章中,我们将研究练习和训练时神经系统的变化,即反映学习的神经生理学变化。

 ### 中枢神经系统的变化反映了效率和资源的适应性

核磁共振成像(magnetic resonance imaging,MRI)、脑电图(electroencephalogram,EEG)、脑血流量(cerebral blood flow,CBF)和其他成像技术已经证明,当学习一项任务时,大脑不同的区域都会变得活跃,而一些区域却不那么活跃。大脑活动可以通过血液流动、新陈代谢和电活动的变化来显示。一般来说,经过数周的运动技能练习,在完成任务期间大脑活跃的区域会减少。这反映了某种程度的自动化,因为大脑在执行任务时变得更有效率并节省能量。研究还发现,在某些情况下,会有更多的大脑区域在学习后变得活跃,这反映了身体为了最大限度地提高运动能力而使用了之前未使用的资源。在某些情况下,不在于使用大脑区域的多或少,而是在于使用了不同的大脑区域。有人推测,运动的组织或计划方式似乎发生了变化——甚至使用了不同的大脑区域,但这种变化的本质是可推测的。

较大的力量训练可能会增加肌肉"运动单位"的数量,部分原因是增加的下行指令(来自脊髓上中枢)和增加的运动神经元兴奋性或脊髓突触前抑制的减少(Aagaard et al,1998)。总的来说,当学习发生的时候,大脑会适应以投入必要的资源来产生更有效率、更有能力、对环境更有作用的动作。

形态变化多样

随着资源使用的变化,有充分的证据表明神经元结构发生了变化,形成了更多的突触连接、更多的神经递质受体位点和更高效的神经递质受体位点,并且比其他通路更大程度上发现和使用了最高效的神经通路。

这些变化表明,大脑具有很强的可塑性,它可以改变自己的形态结构(例如,新的突触),甚至运动和感觉区域的躯体位置图(布罗德曼区,也许还有霍尔蒙克斯区)也可以改变(Carroll et al,2001;Classen et al,1998;Jancke et al,2000;Karni et al,1998;Petersen et al,1998;Smith et al,1999)。

脊髓中也有类似的变化。一般来说,可以建立更多的突触连接,并且可以促进某些神经通路,而运动神经元本身也会变得更加兴奋。这些变化似乎对增强运动驱动的发展具有重要作用,这些动力与力量和爆发力有关。

神经化学系统的适应

大脑通过两条途径与身体沟通。第一种是神经元直接传输系统,信号在神经元中来回传递。第二个系统,有时也被称为并行神经化学系统,使用神经化学物质(激素、神经递质)来传递信息。信息的传递可能发生在大脑内部,也可能发生在大脑和身体之间。有些神经化学物质是由神经元直接释放的,而有些则是由腺体和器官在收到神经系统的信号后释放的。神经元可以直接通过血管末端向身体内广泛的区域分泌化学物质,从而释放到血液中(例如,神经激素)。或者,一些神经元只释放化学物质到神经元周围的间隙(例如,旁分泌)。

像其他神经元一样,一些神经化学物质具有特异性以及直接的突触靶标,因此它们的作用是精确的。其他的神经化学物质漂浮在血液或其他液体中,直到它们与特定细胞上的受体结合,这些受体在人体中广泛分布。这些神经化学物质对靶细胞有不同的作用,它们可能起到开关的作用,增加酶的产生,促进生长和蛋白质合成,改变膜的通透性,改变新陈代谢,改变分泌和电化学特性,以及可能还有其他尚未发现的影响。

并行通信系统(parallel communication system,PCI)如何在一个庞大的、集成的规模中工作,人们还没有完全搞清楚这一复杂过程,因此有必要进行一些推测。我们可以推测,大脑中发生的情况是通过化学方式传递到人体的。例如,在紧张的情况下,大脑会分泌某种神经化学物质,与大脑特定区域的受体结合,从而产生焦虑等情绪。此外,在肠道中发现了相同类型的大脑受体,从而产生"肠道感觉"。在另一个案例中,免疫系统细胞也发现了与抑郁及类似情绪相关的神经化学物质相结合的大脑受体。这些神经化学物质与免疫细胞相结合,并降低了细胞的功能能力。

对于这个系统的适应性人们了解得更少,但据推测,神经化学物质的数量和类型以及受体对这些化学物质的亲和性会随着练习和训练而改变。关于这种效应的论证可以在免疫系统与健康行为的研究中找到,即心理神经免疫学(psychoneuroimmunology,PNI)研究领域。慢性应激或抑郁可能会通过受体—神经化学连接导致免疫功能相对长期的抑制。与压力相关的疾病证据加强了这种联系。

但是关于运动行为这方面的研究比 PNI 少得多,有时情绪被认为是储存在人体体内的,更具体地说,在肌肉中储存的负面情绪被称为肌肉保护或情绪盔甲。众所周知,外周生化系统对运动有很大的适应性。例如,为了让更多的葡萄糖在运动的过程中进入肌肉细胞,肌肉细胞膜上需要放置更多的葡萄糖载体来帮助葡萄糖转运到细胞中。在胰岛素与细胞膜上的胰岛素受体结合后,胰岛素促进了葡萄糖载体数量的增加。有氧运动的长期适应包括胰岛素受体数量的增加和这些受体对胰岛素亲和力的增加,这样一来细胞对循环胰岛素更加敏感。

情绪,意图,努力,认知过程,这些心理状态会影响生理适应发生的方式。要摆脱坏的运动习惯或过度训练的心理疲劳(例如,举重的平稳期)需要相当大的精力和持续的注意力,以避免适应的退化。

 脱离训练和脱离学习并不是训练和学习的对立面

由于学习而发生的神经生理变化在脱离训练或学习的条件下不一定会逆转。肌肉和组织会萎缩,新陈代谢也会发生变化,但对神经系统的脱训性变化还不太清楚。动物模型研究表明,由于训练而产生的化学适应性和形成的树突在脱训后就消失了,但是在人体上结果如何还有待进一步研究。对于因为肢体固定引起的脱训而导致的神经驱动的保留或丧失这个关于人体的研究结果也是模棱两可的。

人类的脱离训练或学习通常是受伤或疾病导致的。用一种简单的观点解释,在这段时间内发生的神经适应和运动表现退化到未训练的状态,甚至进一步退化。然而,由于知识和经验的存在,身体不可能完全回归到"原始"状态。而且身体机能也必须适应这种恶化的状况,例如,如果肌肉变弱,那么身体可能需要调整完全不同的协调模式来适应薄弱的肌肉。人体将启动与先前不同的运动模式,就像用与之前不同的姿势和步态来弥补功能障碍的系统,这是受伤或疾病中常见的现象。此外,还要考虑到社会心理因素会影响到运动行为,焦虑、试探性的动作等等都会导致动作改变。要想恢复到最佳状态可能需要全新的方法,甚至抛弃补偿性运动。这个问题没有简单的答案,但是神经系统和肌肉骨骼系统的非凡能力和可塑性无疑会发生巨大的变化。

二、运动神经科学

运动神经科学是关于体育锻炼对大脑神经生理和大脑功能影响的研究。这一领域的大多数研究都涉及运动对情绪状态和认知功能（运动心理学）的作用，体能训练导致的大脑的神经生理改变，以及中枢神经系统疲劳。

运动可能会对情绪状态产生积极影响

有氧运动经常被推荐作为一种心理健康策略。大量的研究支持这一观点，证据表明有氧运动可以增强情绪，减少焦虑，提高自我效能，提高自尊，减轻轻微的抑郁症状，并减少因心理压力而产生的生理反应，这些运动效果可以在一次剧烈运动或在长期运动后体现出来。尽管有大量的研究证据，但这些发现并不具有普遍性且存在问题，研究方法的固有问题会影响研究数据，比如预期效应、与性别相关的变化、与运动环境有关的问题以及发表偏倚等。Thomas Plante 的研究已经证明，许多人在运动之前的情绪更好，这表明心理生理适应是预期效应引起的而不是运动引起的。

研究人员还没有发现情绪状态的改变是否源于生物适应。在运动过程中，并行神经化学系统是高度活跃的，例如，激素有助于氨基酸（神经递质，例如色氨酸和 5 - 羟色胺）在大脑中的形成和摄取，据推测这可以调节疼痛和中枢神经系统疲劳，但实验数据还无法令人信服。内源性阿片类物质和单胺类物质（如内啡肽、多巴胺和 5 - 羟色胺）的释放具有减轻疼痛和改变情绪的作用，但尚不清楚它们的确切作用。在这一点上最佳解释是，运动对情绪影响是一个复杂的生物－心理－社会模型，也就是说，生理过程、社会和心理问题共同作用于情绪状态和心理健康结果。

运动可能会影响老年人的认知功能

运动也被推荐为一种认知健康策略。大量的个体报告显示，健康的老年人或平时进行锻炼的老年人在认知功能、记忆和学习方面有所改善，执行功能的丧失会延迟。但是，荟萃分析显示运动与老年人认知功能之间的关联较弱。身体活动对延缓痴呆的作用目前还尚不清楚，而且关于运动在影响青年和中年人认知功能方面的作用的数据也很少。关于这些人群的有限数据表明，通过维持目标导向，剧烈运动可以短期地提高认知能力。

不考虑运动对认知结果的不确定性，在坚持运动、身体健康或保持运动技能水平的老年人中，神经生物学作用都能明显地体现出来。Cottman 等人（2007）的研究中人类和动物模型表明存在与大脑相关的许多变化，包括细胞增殖、血流量增加、脑化学改变，神经递质、受体、突触、毛细血管化的改变，脑组织损失的减慢以及大脑活化区域的变化。

即使有了这些数据,也很难得出运动和认知功能在老年人中一定存在联系的结论。结果数据以大脑成像数据做支撑,但也存在社会心理和自我选择的相互作用。

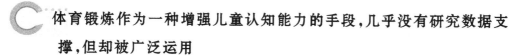

体育锻炼作为一种增强儿童认知能力的手段,几乎没有研究数据支撑,但却被广泛运用

长期以来,人们一直提倡锻炼身体可以提高在校学生的学习成绩。多数数据也都表明体育活动与学习成绩之间存在着正相关关系。然而,证据是不足的并且没有很强的因果联系。例如,运动效果是神经生物学的原因,还是一种自我效能感,还是社会心理的原因,还是因为注意力在某些方面的影响? 完全弄清楚这些因素对机体的影响是非常困难的,部分原因是社会文化和社会经济的相互作用很大。体育锻炼对学习障碍如多动症和阅读障碍的影响同样是非常有争议的,并且没有大量的数据做支撑。

中枢疲劳伴随着肌肉疲劳

疲劳被定义为失去其原本完成所从事的正常活动或工作的能力,尽管疲劳的行为表现往往与生理指标无关,但我们都知道,肌肉生理和生化机制的稳定性与疲劳有关。随着 ATP 和其他能量底物的消耗,乳酸和其他代谢副产物的积累削弱了动作电位的传播效率以及细胞功能。研究人员表明,肌肉疲劳并不是疲劳的唯一表现,中枢和外周神经系统也可能会出现紊乱。例如,据推测,由于本体感受机制的改变,过度工作导致肌肉无力或疲劳可能会破坏机能(例如,平衡机能)(Johnston et al,1998)。有充分的证据表明,使人疲劳的运动(例如,铁人三项运动)会降低反射的敏感性(例如,难以引起牵张反射,并且反射能力很弱)。这可能是由于易化障碍(易化性从肌梭传入神经中移除)或突触前反射回路的抑制(Avela et al,1999),也可能是肌肉中的游离神经末梢(第二组和第四组——主要是化学感受器和嗅觉感受器)对代谢废物的累积做出的反应,这些自由神经末梢对连接脊髓运动神经元的抑制性神经元具有强大的作用。

实验表明,在最大限度的自发性收缩过程中,对疲劳的肌肉进行电刺激会比单独的自发性发力引起更强的收缩,这强烈表明中枢神经系统参与了疲劳。其他实验表明,单侧疲劳运动会导致对侧肢体疲劳,进一步支持了中枢疲劳的观点。据推测,疲劳状态可能会导致中枢神经反应能力的丧失,这可能是由于氧气水平降低所致。假设大脑的非运动区域开始以不同方式整合信号,这可能会改变感觉和行为状态,并且一些证据表明神经化学系统会遭到破坏,包括 5 - 羟色胺、乙酰胆碱和多巴胺。这些变化如何导致行为改变,以及行为改变如何导致神经学改变,仍有待研究。

三、总结与应用

无论是何种形式的运动训练对中枢神经系统都具有真实的影响。形态变化、神经化学变化都突显了人脑具有相当大的可塑性,这种可塑性来自广泛的训练和特定的练习。尽管神经生理学变化是可以测量的,但在认知功能和情绪变化方面因为很多混杂的因素是很难进行精确描述的。

在应用方面来说,必须将锻炼视为与身体训练一样多的神经系统训练。心理生理方面的效果特定于不同的练习和训练变量而不同,因此可以根据所期望的特定结果来进行特定的练习和训练。

【参考文献】

[1] Classen J, Liepert J, Wise S, et al, Rapid plasticity of human cortical movement representation induced by practice[J]. Journal Of Neurophysiology, 1998, 79(2): 1117 – 1123.

[2] Jäncke L, Shah N, Peters M. Cortical activations in primary and secondary motor areas for complex bimanual movements in professional pianists. Brain Research[J]. Cognitive Brain Research, 2000, 10(1 – 2): 177 – 183.

[3] Karni A, Meyer G, Rey-Hipolito C, et al, The acquisition of skilled motor performance: fast and slow experience-driven changes in primary motor cortex[J]. Proceedings of the National Academy of Sciences, 1998, 95(3): 861 – 868.

[4] Petersen S, vanMier H, Fiez J, et al, The effects of practice on the functional anatomy of task performance[J]. Proceedings of the National Academy of Sciences, 1998, 95(3): 853 – 860. 167.

[5] Smith M, McEvoy L, Gevins A. Neurophysiological indices of strategy development and skill acquisition. Brain Research[J]. Cognitive Brain Research, 1999, 7(3): 389 – 404.

[6] Cotman. A model of neurological protective mechanisms arising from exercise[J]. TINS, 2007, 30: 464 – 472.

[7] Herrington L, Fowler E. A systematic literature review to investigate if we identify those patients who can cope with anterior cruciate ligament deficiency[J]. Knee, 2006, 13(4): 260 – 265.

[8] Pert C B, Dreher H E, Ruff M R. The psychosomatic network: foundations of mind-body medicine[J]. Alternative Therapies in Health and Medicine, 1998, 4(4): 30 – 41.

第十一章
肌肉张力、姿势和平衡

所有目标导向动作产生的基础是肌肉张力和动作控制。我们通常认为它们是运动技能的组成部分而不是运动技能本身。平衡和姿势是张力和姿势控制的结果。训练这些部分的重要性已经非常的普及,但却缺乏科学支持的训练理论。例如,核心训练是一种非常流行的动作训练,但在多数训练的过程中都缺乏整体的理论基础。在本章中,我们将平衡视为动作控制的最终产物,而控制动作的主要机制则是肌肉张力。

一、肌肉张力

肌肉张力的定义是指肌肉对抗肌肉拉长的力量,也就是它的硬度。高硬度意味着肌肉僵硬,难以伸展;低硬度意味着肌肉舒张,容易伸展。高硬度和低硬度在某些情况下都是可取的,因此"调节"肌肉张力对健康人来说意义不大。

肌肉张力是弹性元素和神经激活的功能

肌肉张力的大小取决于两个因素:①肌肉和肌腱弹性元件的黏弹性;②收缩元件的神经激活程度。结缔组织收缩的肌肉和肌肉组织收缩的肌肉比处于松弛状态下不收缩的肌肉具有更大的张力。例如,神经兴奋性的慢性反射水平通常与敏感的肌梭相吻合,轻微收缩肌肉组织,肌肉组织反过来也会拉动弹性元素产生更大的张力。在深度放松中,由于肌肉组织是舒张的,被动弹性元件的固有特性提供了大部分的张力。

病理状态揭示了这两种因素是如何影响张力的。过度的肌肉张力称为张力过高或强直,通常是痉挛的结果。在痉挛和相关的病理条件下,肌肉收缩不受控制的结果是肌肉僵直,肌肉处于一种僵硬的状态。解除脊髓上反射的抑制作用会导致反射失去控制,从而导致张力过高。中枢神经系统功能障碍的部位相应地也对高张力出现的部位造成影响,一些短暂的病理状态(如抽筋)会通过肌膜或外周神经元的功能障碍导致肌肉激活增加。

肌张力衰退是一种肌张力过低的病理状态,通常是由于肌肉激活过少造成的。肌张力衰退是上运动神经元疾病的症状之一,若身患这种疾病,即使在休息时,身体的神经激活也很低并且无法激活肌肉使其收缩,这使得简单的姿势与动作(如坐起来的动作)都变得非常困难。

还有一些其他条件,虽然不一定是病理性的,但也会影响肌肉张力。在月经和怀孕期间,女性体内循环的生殖激素增加了肌肉和结缔组织的弹性,从而降低了肌肉张力。温度升高会增加肌肉弹性,运动或疾病造成的肌肉损伤会增加肌肉张力并导致疼痛。

肌肉张力的测量是主观的

"正常"的张力范围界定是模糊的并且难以衡量。适当的张力可以实现做出有效和熟练的姿势和动作,但结构不良的动作也不意味着张力的使用不当。相反,即使是熟练的动作,张力和姿势的改善也会使动作改善。由于这些原因,尽管存在固有的困难去测量张力,但张力还是作为一种肌肉质量的评价因素被人们使用。

健康人体的肌肉张力通常是通过被动关节的灵活度和肌肉长度来衡量的,但这些测量的结果也受许多其他因素的影响,例如关节健康。还有另一种更好的测量张力的方法,就是通过测力器来测量关节可以灵活移动的肢体所需的力的大小,这个测量方法由于其他关节因素的影响也存在一些问题。

在临床环境中,例如在儿科物理治疗时,除了评估被动关节的灵活度之外,还经常通过触觉刺激来诊断肌肉组织、肌肉无力以及观察肌肉的僵直程度来确定肌肉张力的高或低。当基本的动作(如直立坐姿)都难以进行时,通常就会被诊断为肌张力弱。触觉诊断以及观察肌肉组织的形态和体积,特别是对比肌肉群的对称性,都会作为一种评估健康人体的肌肉张力的方法。与对侧肌肉相比,那些扁平或下垂的肌肉有时被认为是由于抑制作用而导致的肌肉张力弱,而显得紧致和庞大的肌肉则被认为是高张力肌。但这些主观测量方法的可靠性和有效性还没有得到充分的研究。

肌肉张力具有的主要功能

调节肌肉张力主要有三个目的:①保持基本姿势和关节稳定性;②调节弹性势能的积蓄和释放;③调节阻力。在保持动作和关节稳定性时,相关肌肉的紧绷程度应保持在特定水平来抵抗肌肉拉长,从而限制了摆动量或关节的运动。将张力设置在功能所需的基线水平上就可以保持基础姿势和稳定性。例如,横突间肌和棘突间肌等较小的椎旁肌肉会收缩以增加椎骨关节的稳定性。

正如我们在前几章所看到的,肌肉弹性元件会储存能量然后释放能量,这使运动更有效率,在走路和跑步运动中尤其如此。改变肌肉张力是调节储存和释放能量的一种方法。例如,在跑步过程中,腓肠肌会变硬以便更好更快地将力从肌肉传导到地面,并利用拉伸缩短运动周期。

配合着能量存储和释放的调节,弹性机制有助于改善粗糙的运动,使动作平滑并减少动作抖动。改变张力会使弹性肌肉变硬或变松,从而调节阻力。

 ## 肌肉张力水平的控制是反射性的

神经系统主动控制张力大小。在低水平收缩时,肌肉开始牵引弹性元件,从而使肌肉变硬。大多数的神经控制是由肌梭以典型的反射反馈方式自动完成的。如果由于张力过低而使肌肉拉伸过长,那么肌梭就会兴奋,从而激活肌肉,最终会增加肌肉的硬度以抵消拉伸。

肌梭反馈系统的增益是指需要多大强度的拉伸才能引起收缩。高增益(也称为高灵敏度)意味着一个小的拉伸将导致较大的收缩,低增益则意味着较大的拉伸只会引起很小的收缩。这种增益可以通过几种方式进行调整,只要了解增益可以由脊髓和脊椎上中枢神经系统自动控制,也可以由脊椎上中枢有意识地控制就足够了。

 ## 张力受行为状态和长期适应的影响

尽管存在争议,但仍有一些证据表明,不同的行为状态会影响张力,引起过度的紧张和相关的动作变化,尤其是恐惧反应和惊吓会导致反射增强,产生刻板的运动行为,例如缩退动作。反复的创伤(生理和心理)、恐惧以及类似的压力,可能会引发条件性肌肉活动和慢性的肌肉活动,通常表现为高张力即肌肉僵硬并会进一步导致像肩膀紧绷和头颈降低等这样不良的姿势。那些第二性征发育较快的女孩,如果被他人反复骚扰和嘲笑就可能引起自卑和过度的心理压力想要尽量掩盖自身的发育,进而导致她们的肩膀、头部前倾以及身体的蜷缩。这种"隐藏"的反应有可能从一种情绪反应变成一种永久的固定状态。对于那些在一段时间里因害怕遭受身体或精神虐待的人来说,畏缩的姿势可能并不少见。当受到惊吓时,肩膀向上移动,头和颈部收缩,大量的颈部和肩部肌肉僵硬会产生,这可能会导致经常受到惊吓和恐惧的人产生长期的紧张感。要记住重要的一点是,脊椎中枢神经系统利用所有可用信息来帮助调节张力。

情绪对步态影响的研究扩展了有关张力的心理生理学知识。生物力学和观察性研究表明,情绪状态(例如,抑郁)在步态中表现得非常明显,以至于步态生物力学可以用作心理治疗的诊断工具(Sloman et al,1987)。不同性别、文化、环境的步态差异表明步态是一种非常强大的身体语言。从生物力学研究到运用 Labonononotion 这种工具进行舞蹈评估,我们都不断地试图捕捉运动中的情感。Labonononotion 是一种通过身体、力量、形状和空间来评估舞蹈动作的测量工具,这项评估强调了运动机制以及情感和其他潜在的心理方面的因素,这些方面都有助于舞蹈的表达。

二、姿势和平衡

姿势通常被理解或定义为我们站立的方式,实际上,最常见的姿势测量是评估站立时身体空间结构的重点是否在同一直线上。在同一直线上是姿势的一个组成部分,但姿势还有更多的组成元素。姿势被广义地定义为我们身体各部分之间的移动和定位(例如,生物力学平衡),以及身体在任何特定时间点与环境的关系。姿势控制的目的是保持对准和空间定向,换句话说,就是将身体定位在一个稳定的位置,使其能够有效地运动。稳定性指的是整个身体的稳定性以防止我们跌倒,也可以是身体部分的稳定性使其他身体部分的基础稳固移动,也可以是关节的稳定性。例如,膝关节内翻或外翻的数量是衡量膝关节姿势的指标。全身姿势稳定是姿势控制的一种功能或一种结果,通常称之为平衡。平衡通常被定义为在支撑面(base of support,BOS)上维持质心(center of mass,COM)的能力。另一种定义是,平衡是保持身体平衡和控制不平衡的能力。

姿势控制不只意味着站着不动,而是指身体在运动或受到外力作用时,都能够自动调整并维持一种稳定的姿态。例如,拥有良好的姿势控制,就可以在一个人伸手去抓意外掉落的东西时也能保持稳定的姿势。良好的姿势控制可以使肢体在失去平衡的情况下进行有效的运动。例如,摔倒时可以及时地抓住扶手。所有这些情况都属于姿势的范畴,都是姿势控制机制的结果。

C 姿势依靠张力来支持有目的的运动

如果姿势或张力不足就无法做到有目的的运动。姿势的方向可以有很多的变化,但是如果没有适当的幅度与正确的时机,张力的推动就无法完成。

存在许多不同的系统有助于姿势控制

姿势控制动作受许多不同系统的影响,最基本的姿势控制涉及反射。姿势反应是由肌肉、前庭系统和视觉系统的感觉输入触发的。由反射动作和突然的反射姿势矫正引发的皮层下张力调节一直在进行,两者都旨在通过持续的反馈和矫正来保持身体的质心与支撑面一致。姿势运动也由视觉输入产生,但通常以开环的方式出现。正如我们在前一章所学习到的,视觉系统可以提供信息,以预测并为即将发生的事件做准备,这是预期姿势控制的一个方面(下面将更多地介绍预期姿势控制)。听觉反馈也允许预期控制,但不能达到视觉控制的程度。所有的感觉输入都被整合到中枢神经系统中并经过加权处理,以向中枢神经系统提供有关持续平衡和方向要求的相关数据。例如,在视力不好或前庭系统受损的情况下,中枢神经系统可能更多地依赖于本体感受输入。

姿势控制还依赖于固有的神经肌肉系统以及协同作用,例如 CPGs 和协调结构。肌肉骨骼的组成和功能会影响姿势控制,例如弹性元件的刚度、肌肉力量以及肌肉和关节的健康状况。内部和外部的生物力学约束对控制系统施加了限制。最后,姿势控制,尤其是预期控制,基于经验、注意力需求、情绪状态和意图的心理和知觉机制的影响。

反射、感觉统合、神经肌肉、肌肉骨骼、生物力学和心理这些系统都有助于三个层次的姿势控制:①反射性控制;②自主性控制;③主动性控制。站立的身体摇摆和扶正反射是反射机制在后台工作以保持平衡的两个重要例子。即使在"安静"的站立过程中,身体也会来回摆动,当身体向前倾斜(由于重力作用)时,背侧肌肉(主要是小腿三头肌)开始伸展,这种拉伸激活了肌梭,导致拉伸反射收缩使背部肌肉变硬,并使身体恢复到正确的垂直方向。然后,重力再次将身体向前拉,在站立的每一刻都在重复这一过程。前庭和颈部反射与肌梭一起在这个微妙的前提下协同工作,并且在姿势不稳定时或更复杂的状态下也依旧协同工作。

反射性、自主性和主动性控制系统结合起来构成姿势策略

无论姿势反射是通过功能性拉伸反射、前庭反射还是视觉输入引起的,姿势机制通常都从与支撑表面(例如,脚踝)接触的点开始,然后,通过一系列有序协调和最小化的拉伸反射激活,最终身体得到平衡。如果这样做还是不能保持身体平衡(比如站在光滑的冰面上)则需要采用另一种策略。例如,反射激活可以从膝盖或臀部开始,而不是从脚踝开始。

通常我们会先调整脚踝以保持身体平衡。在正常情况下,这种脚踝调整是保持平衡最快的方式。如果踝关节调节不足以保持平衡,则可以使用髋关节调整,髋部调整可以进行更大程度的矫正。在更困难的平衡挑战中需要采用更进一步的策略。另一种悬念策略,即通过蹲伏弯曲这些动作来降低重心,这通常是那些害怕跌倒或对环境完全不熟悉的人所采用的,老年人和幼儿使用这种策略的可能性会更大。许多生理、生物力学、心理或经验因素都会影响在现实情况下应该选择怎样的策略。例如,脚踝有问题的人就会采用脚踝战略外的另一种策略来维持身体平衡。

姿势的自动和自觉控制与任务密切相关

在姿势反射动作之上工作的是自动的潜意识姿势系统和完全有意识的随意动作。自动姿势系统是学习到的行为与经过干预的反射动作的结合,这些动作起着协调结构和协同运动的作用。自动姿势运动通常特定于特定运动或特定抖动,并且在没有意识的情况下发生。例如,在有物体飞来时,人们听到大声警告"小心!"听到警告后,具有不同经历的人会产生不同的运动。对大多数人来说,这种警告会导致受控的惊吓反应,他们会低下头并抬起手臂以保护头部并伴随着整个身体的收紧。有经验的人可能会迅速地做出手臂保护动作,同时保持头部挺直来寻找物体。

自主化姿势控制是对姿势系统的有意识控制,以保持姿势的稳定性,通常在预期即将发生的扰动时启动这种控制。例如,一个新手健身者用大重量的药球练习接球,第一次接住球时,可能会因为球过大的作用力而摔倒,在进行了这种失败的尝试后,他开始有意识地加固躯干和腿部,并采取蹲伏稳定的运动姿势来接球。经过大量练习后,接球姿势变得不那么僵硬,效率变得更高并且成了自动化动作。锻炼者不再需要考虑姿势的强度大小,因为这已成为接球动作的一部分。

威胁和不确定性可能会增强自主化控制

姿势控制在很大程度上是反射性和自动性的,这有利于释放认知资源和运动资源。但是,在姿势困难程度较高和不确定的环境条件下,自主化姿势控制就会起主导作用。许多研究报告表明,随着平衡挑战难度的增加(例如,摇摆的平台或变化的视觉参照),反应时间将会变长,这表明诸如注意力之类的认知资源将用于姿势控制(Redferen and Jennings,1998)。其他研究者(Benjuya and Melzer,1998)表明,高要求的认知任务会降低站立姿势的稳定性,这种现象在老年人中可能更为突出(Rankin et al,2000)。在视力不好和表面不稳定的情况下,反射增益通常会降低(Hoffman and Koceja,1995),特别是在没有视觉的情况下,反射增益会降低(反射强度降低,被激活的机会减少），对于不稳定的表面也是如此。部分结果可能是由于视觉和皮肤感受器输入变化所致，但也可能是由于脊髓上的原因。在平衡木上行走也发现了类似的结果——与在跑步机上行走相比，在平衡木上行走时反射增益降低了（Llewellyn et al，1990）。这些研究表明，随着复杂性的增加（例如，无视力、不稳定的表面、平衡木），个体往往倾向于不依靠自动过程，而是更自主化地控制姿势平衡，从而减少反射的影响。

 ## 姿势控制具有反应性和预期性

姿势控制动作是为了对干扰做出反应并为预期的干扰做好准备。反射性和自动姿势动作主导反应性控制，而自动和自主姿势主导预期控制。对姿势反射的脊柱上控制也是预期控制的一部分。

预期的姿势控制有两种基本形式。第一种形式基于即将发生的环境状况或身体行为，这些姿势调整主要基于视觉输入和先前的知识记忆，例如，在踩到冰之前，躯干可能会变得紧绷僵硬。第二种形式称为预期姿势调整（anticipatory postural adjustments，APAs）。APAs是伴随所有或大多数运动的姿势动作，它们的作用是在执行运动技能之前稳定关节和身体部位或者稳定整个身体。实际上，它们是运动技能的组成部分。APA可能是一种先天机制，但它可以根据环境和任务条件以及个人特征而改变。

APAs甚至是基本运动技能的必要组成部分。例如，在跑步过程中，跑步者调整腿部的刚度以满足不同地面的需要，即使在腿部撞击新地面之前也是如此。研究表明，跑步者的质心和头部的垂直运动不会因为从硬地面到软地面而变化，这表明姿势刚度会自动调整到地面的柔软程度（Ferris et al，1999）。预测姿势控制的最生动的例子是在从高处下降或着陆的时候，在落地的过程中且在和地面接触之前，吸收冲击力的四肢（腿或手臂）会提前收缩以使肌肉变硬，以便为即将到来的冲击力做好准备。这种预先激活的精确协调（例如，所涉及的肌肉以及收缩的时机和强度）很大程度上取决于任务本身，这是一种预编程的现象（Avela et al，1996）。换句话说，预激活着陆序列是由中枢神经系统发出，并且与视觉、前庭和本体感觉系统输入的信息一起工作并被其修改，而且，整个协调机制似乎可以通过练习来改变。

需要注意的是在姿势不稳的情况下中枢神经系统可以关闭预期的姿势调整，可能是因为在这种情况下，APAs实际上可能会破坏人体的稳定性，所以它们被削弱（Aruin et al，1998）。近端和远端肌肉在APAs中有不同的作用，在正常和预期的运动中，近端和躯干肌肉似乎更具规律性和活跃性，而在不寻常的运动期间，远端和四肢肌肉的 APAs 可能更为活跃(Shiratori and Latash,2000)。

Leonard(1998)认为伴随自主运动的 APAs 具有以下四个特征:①APAs 可以是反应性的或预期性的,以最大限度地减少随意运动中的身体位移;②APAs 可以适应运动的条件和环境;③APAs 受个人意图和情绪状态的影响;④APAs 可以通过学习和经验进行修改。Earl 和 Frank(1992)在一个精心设计的实验中证明了意图在姿势调整中的作用。研究人员发现,当受试者在分别举起放满高脚杯的托盘和放满平底玻璃杯的托盘时,腿部和躯干的姿势控制发生了变化。举起易碎、不稳定的高脚杯需要更高的精度,所以受试者改变了姿势控制。研究人员还发现,如果任务是按自己的节奏进行而不是按定时节奏进行的话,姿势控制也会发生变化。

三、测量姿势和平衡

基于研究的姿势控制评估通常使用 EMG 评估目标定向运动或扰动运动期间姿势支持肌肉的肌肉激活模式。此外,测力台或稳定器是用于推断姿势控制机制的常用研究工具,使用它们进行摇摆(例如,摇摆速度和幅度)和平衡的复杂测量。姿势控制的临床评估通常是通过评估静态姿势(站立或坐姿)以及摇摆和平衡的各个方面来衡量。

C 理想的姿势是难以达到的

从理论上讲,在所有关节对齐的情况下,肌肉骨骼系统产生的压力较小,因此发生肌肉弯曲的可能性较小,因此,患慢性肌肉骨骼疼痛的概率就会降低,受伤风险也会降低。尽管这一建议有其直观的理论基础,但几乎没有证据支持"小幅或中度偏离姿势会导致运动功能障碍和疼痛"这个观点。显然,某些姿势上的偏差是由于疼痛、受伤、疾病、情感保护或习惯性的误用引起的,但姿势上的偏差导致疼痛、受伤、情感影响或运动功能障碍的程度已被证明是难以进行量化的。对"好"姿势或"不好"姿势进行分类的困难之一是某些肌肉骨骼系统根本无法保持完全对准,并且个体即使在肌肉骨骼错位的情况下也能很好地生活。事实上,已经发现许多运动员团体,例如体操运动员、摔跤运动员和足球运动员,他们的静态对准性比普通人更差。姿势和运动表现之间的因果关系是未知的。也有一些数据显示不良的肩背姿势与伤病之间存在相关性,但之间的因果关系和影响因素以及共同建立的变量尚未确定。

C 平衡测量强调摆动和稳定性

平衡是姿势控制的结果,因此,平衡被用于推断姿势控制机制。各种平衡测量的性质和复杂程度也有很大差异,从单腿站立的简单计时到在动态平衡测试仪上的测量,这些都是平衡测量的方式。摆动特性(包括方向、大小和速度)是平衡和稳定的最常见指标。摆动可以客观地在计算机平台上测量,也可以通过视觉观察来测量,大量的晃动被认为是不良姿势控制的反应。尽管已经制定了一些平衡测量的标准和规范(通常是由设备制造商制定的),并且一些平衡测量已经和损伤相关联,但对于健康个体平衡测试的解释通常是模棱两可的。例如,较大的摆动幅度与跌倒的风险增加呈正相关,但是一些训练项目(例如,太极拳)已显示出增加了摆动幅度的同时却降低了跌倒的风险。

平衡测试最适合用于识别问题以及识别问题的潜在来源或问题的含义。所以,平衡测试旨在测试:①功能能力或功能限制;②运动或感觉策略;③潜在的感觉或运动及认知障碍。这些测试最适合于功能障碍的情况,例如检查脑震荡后的摆动特征,或比较未受伤的腿和受伤的腿的单腿稳定性。

四、姿势、平衡和核心训练

在过去的十年中,人们越来越重视姿势控制在支持和保持有效运动中的作用。接下来是一系列为了改善姿势、平衡和核心力量的运动计划,这些项目中有许多项目直接针对肌肉及骨骼问题,例如由姿势控制功能障碍引起的腰痛。

 核心训练可能有效减少肌肉骨骼问题

"核心"肌肉专门指躯干的固有肌肉骨骼系统,但在实际应用中必须包括连接躯干与四肢的肌肉骨骼系统,其功能更多的是稳定和定向,而不是移动四肢。躯干屈肌、伸肌、旋转肌和侧屈肌(腹肌、竖脊肌、脊椎旁肌、腰方肌)是主要的核心肌群,像小旋转肌、髂肌、腰大肌、臀肌和肩胛骨稳定器之类的与髋关节运动相关的肌群也可以被视为核心肌群。因此,核心训练旨在提高力量、耐力和对核心肌肉的控制。在实践中核心训练包括各种健美操练习、平衡练习等训练。

核心训练有两个目的:①稳定脊柱和骨盆以防止腰部损伤和疼痛;②提供一个稳定的中心基础,在此基础上可以有效地进行肢体运动和相关的运动技能。核心训练几乎总是包括躯干屈曲、伸展和旋转运动,直到最近,像侧平板支撑这样的等距运动才开始流行起来。滑铁卢大学的斯图尔特·麦吉尔和同事们的研究已经确定了一系列有助于稳定脊柱和防止腰部受伤的运动,其中包括一种强有力的等距运动,其目的是增强耐力和神经肌肉控制,胜过力量的增强。

运动训练对运动表现或姿势调整有不确定的影响

尽管核心训练的目的之一是创建稳定的躯干以提高运动技能的执行力,但在运动员和相对健康的人中,几乎没有证据表明核心训练实际上可以提高运动表现。但是,数据的缺乏并不一定意味着核心训练和平衡训练不起作用,相反,它反映了普遍缺乏数据,难以确定能力对特定运动技能表现的贡献。

几百年来,运动一直被用来矫正不正确的姿势,包括像脊柱侧弯这样的严重畸形。由于姿势异常可能与肌肉紧绷、无力和不对称有关,因此,以拉伸、健美操和阻力训练为形式的运动训练可能是一种有效的治疗方法。然而,几乎没有证据表明锻炼对姿势有明显的影响,即便是那些号称能改善姿势和体态的运动项目,比如基于普拉提的运动,充其量也只能起到最低限度的效果。

有限的证据表明早期治疗对儿童脊柱侧弯有一定的改善,并且有少量的报告表明在对受伤或功能障碍的患者进行运动干预后,具体的姿势有所改善,如髋关节和肩部的对称。在这些情况下进行锻炼可能有助于将姿势调整恢复到损伤前的水平。

针对特定任务的平衡训练效果最好

一般的平衡练习,如摇摆板练习和高缓冲垫上的运动,已经被证明可以改善多种实验室的平衡测试结果,并且已经被证明可以改善受损个体的一些功能表现,如残疾人的行走速度。平衡练习甚至被证明可以改善老年人对干扰的反射反应。一般的平衡训练可以改善健康者在某些方面的运动能力,例如,腿平衡训练可以提高腿部力量。有针对性的平衡训练可以对技能和能力产生更大的影响,如垂直起跳高度、跳跃稳定性、力量和伤害预防。Taube 和他的同事在关于平衡训练的研究中指出,平衡训练对姿势稳定性有直接的影响,包括感觉系统、运动系统和中枢神经系统感觉运动整合。

最佳的平衡训练方法是针对特定任务的,这与平衡不是一般运动能力的数据表明相吻合。例如,在视力减退的情况下,体操运动员比其他运动员拥有更好的平衡能力,这意味着存在与训练相关的适应。

有效的平衡训练可以预防损伤,这说明特殊的任务是一个心理精神物理学问题。Hewitt 和他的同事们的早期研究表明,在特定于比赛的注意力集中环境中,强调生物力学上稳定落地的跳跃训练对他们的研究至关重要。

五、总结与应用

姿势控制由三个相互协调工作的系统控制。最基础的姿势控制系统纯粹是反射性的,主要是由肌梭反射来控制摇摆、关节(例如,脊柱)的稳定性和整体肌张力。第二层姿势控制系统是自动的,自动控制基于先天行为(例如,CPGs协调结构)和学习行为,这些行为成为运动或准备运动的自动反应。最高级别的姿势控制系统是意向性的,这些都是为了保持稳定性而进行的随意姿势调整,通常是在预期即将到来的动作时所进行的。

姿势控制的两个结果是姿势和平衡。确定错误的姿势相对容易,但是要找出不良姿势的原因并制定有效的训练解决方案则很困难,甚至可能并不存在这样的方案。平衡问题也很容易识别,通过适当的平衡测试,可以识别并恢复潜在的姿势控制功能障碍。

姿势训练可能只在极端的情况下有用,但平衡训练可以对运动行为产生巨大而深远的影响。一般的平衡训练可能只对临床人群有一些影响,但是特定任务的平衡训练对临床人群和健康人群,甚至是运动人群都有很大的影响。

【参考文献】

[1] Taube W,Gruber M,Gollhofer A. Spinal and supraspinal adaptations associated with balance training and their functional relevance[J]. Acta Physiologica 2008,6, 193(2):101 - 116.

[2] Hawes M C. The use of exercises in the treatment of scoliosis: an evidence-based critical review of the literature[J]. Pediatric Rehabilitation,2003,6(3 - 4):171 - 182.

[3] Hrysomallis C,Goodman C. A review of resistance exercise and posture realignment [J]. Journal Of Strength And Conditioning Research,2001,15(3):385 - 390.

[4] Kuo Y L,Tully E A,Galea M P. Sagittal spinal posture after Pilatesbased exercise in healthy older adults[J]. Spine,2009,34 (10):1046 - 1051.

[5] Rankin J,Woollacott M,Shumway-Cook A,et al,Cognitive influence on postural stability: a neuromuscular analysis in young and older adults. The Journals Of Gerontology [J]. Series A,Biological Sciences And Medical Sciences,2000,55(3):112 - 119.

[6] Hoffman M,Koceja D. The effects of vision and task complexity on Hoffmann reflex gain[J]. Brain Research,1995,700(1 - 2):303 - 307.

[7] Shiratori T,Latash M. The roles of proximal and distal muscles in anticipatory postural adjustments under asymmetrical perturbations and during standing on roller-skates[J]. Clinical Neurophysiology,2000,111(4):613 - 623.

第十二章

骨科损伤、康复和适应训练

在前一章中,平衡训练被认为是对一些运动功能障碍的有效干预。在本章中,我们将讨论常见的骨科损伤,即关节损伤,以及它们对神经肌肉系统的影响。

一、骨科损伤

骨骼、关节和肌肉系统的损伤程度会超出主要组织的损伤。特别是关节损伤,通常包括可识别的组织的损伤(例如,半月板、韧带),但也涉及周围组织、感觉系统和运动系统的损伤。此外,手术干预也会造成损伤。

在典型的关节损伤中,例如膝关节、韧带可能是主要损伤组织,但软骨、关节囊、肌腱、囊、肌腱鞘、周围皮肤和该区域的其他组织也可能受损。从提供机械稳定性到产生营养与润滑,这些组织中的每一个都具有维持关节功能的特定功能。几乎所有的关节组织都至少有一种感觉末梢,通常有三至四种不同类型的感受器。这些感受器可以直接构成反射弧,作为肌梭活动的调节剂,帮助维持和监测组织内稳态,提供疼痛信号,并向中枢神经系统提供关于关节完整性和关节活动的反馈。在一些组织中,感受器的丰富和多样性标志着这些组织是非常重要的"刺激接收器",并强调了感觉检测在维持关节稳定性中的作用。

⚪ 关节稳定性受机械损伤的影响更大

关节损伤后,由于多种原因,关节的稳定性可能会受到损害。最明显的是由于组织的削弱和损伤而导致的机械稳定性的降低。第二个原因是组织的损伤改变了组织的机械性能,从而改变了组织内感受器的刺激反应特性以及发送到中枢神经系统的信息的性质。感受器可能会对力、速度或加速度的变化做出不同的反应,或者在组织损伤后不再定向调节。关节稳定反射可能会不再令人满意。第三个原因是损伤后本体感觉和其他感觉信号的变化必须被中枢神经系统从关节运动、关节健康和关节稳定性方面重新诠释,也就是说,大脑必须重新理解改变之后的感觉信号的含义,如果不这样做,关节的稳定性可能会受到损害。例如,关节源性肌肉抑制可能在损伤后持续很长时间,削弱周围的关节肌肉组织。最后一个原因是感觉末端和神经元本身可能受损,从而导致感觉功能的丧失。

二、控制关节稳定性

关节的稳定性不仅仅依赖于肌腱和韧带的机械支持。静止时,肌腱和韧带的机械支持是重要的系统,但在动态动作期间,关节稳定性依赖于姿态控制机制,包括反应性和预期性的控制机制。

作用于关节周围僵硬肌肉的反射反应是一个公认的现象。例如,前交叉韧带的感受器有一个直接的反射弧来激活腘绳肌肌肉组织,帮助在前移位力的作用下将胫骨拉回原位。肩关节关节囊的感觉系统在维持肩关节位置和肌肉僵硬方面有类似的功能。尽管这些反射的动作在某些情况下,其延迟可能小于 50 毫秒,但它们通常都太弱或太慢,无法在大晃动下保持稳定性。越来越多的证据表明前馈和预期姿势控制可以维持关节,并为大的干扰做好准备。例如,预先激活膝关节和踝关节的肌肉组织,不仅可以控制阻力和力的传递,还可以支撑关节抵抗不稳定的力量。此外,在训练有素的个体中,前馈和预期控制不仅可以使关节承受应有的压力,而且还可以应对意外的压力和晃动。如下所述,为意外情况做准备的运动训练是成功进行伤害预防计划的关键因素。

关节感受器的影响往往远远超出了同名关节。考虑到膝关节韧带感受器的功能往往更多的是刺激肌梭的 γ 运动神经元,而不是直接刺激骨骼肌的 α 运动神经元,也就是说,韧带感受器的作用可能更多的是调节肌梭牵张反射,而不是直接激活骨骼肌。不管怎样,这些感受器不仅在关节达到极限时处于活跃状态,而在正常的活动范围内依旧处于活跃状态。当前交叉韧带(anterior cruciate ligament,ACL)或其他韧带受损时,异常反射或运动感觉差是由感觉信号所导致的。此外,远端关节和肌肉也会受到影响,例如,踝关节的问题会影响臀肌活动和髋关节运动。或者,反射反应时间会延长。一般疼痛也会影响肌肉活动,例如,腰痛可能导致在行走的过程中潜意识地自动激活臀肌。在所有这些情况下,不良的运动控制可能是不良的感觉或不良的知觉结合适应性自主运动控制策略的结果。由结缔组织和肌肉组织引起的机械功能不全可通过传统的康复训练来恢复,但这只是控制关节稳定性的整体机制的一部分。神经系统包括知觉必须要进行训练。

三、骨科康复与适应训练

关节或肌肉骨骼损伤后的传统康复治疗侧重于加速组织愈合,然后是扩大活动范围和增强力量练习,最后是进行针对特定功能性任务的活动。然而,尽管力量和临床表现都显示正常,个体可能经常会在运动中仍有关节不稳定和疲劳的状况出现。大量数据表明可以对这种方法进行改进。

较新的肌肉骨骼康复模型通常会更快地开始康复的过程,甚至在组织正在愈合时也会对组织施加压力。典型的力量锻炼和活动范围的锻炼仍然是有必要的,但是,在力量和活动范围的锻炼中加入功能性活动的时间要更早一些,例如,较早地开始进行闭环运动。

摆脱典型的健美操、跑步和跳跃等以特定任务方式对受伤的肌肉骨骼系统施加压力的运动是在康复项目中最显著的变化和主要特点。相反,康复训练注重的是提高运动质量。新模型中使用了许多相同的练习,但练习者的意图却有所不同。其目标是在特定的任务内产生高质量的运动,即训练预防受伤的协调能力。这些运动训练项目被称为感觉运动训练、神经肌肉训练、平衡训练、跳跃和落地训练,以及误导性的"本体感受"训练。因为这些项目通过更好的运动质量和改善的姿势控制来针对关节稳定性,我们认为最具描述性的术语是简单的关节稳定性训练,这与力量训练和有氧训练在描述训练项目的预期结果方面是一致的。

Hewitt 等人(2006)在对文献进行广泛的荟萃分析的基础上总结了预防膝关节和踝关节损伤有效方案的几个关键特征。所有的项目无论成功与否都包括了各种形式的跳跃,通常都是以超等长训练的形式来进行的。还有一些项目使用力量训练。所有成功的项目都强调动作质量和姿势控制对体能发展的影响,把控教学动作的质量是教练的首要责任。成功的项目在运动质量的教授上有相似之处。首先是对动作技术的批判性分析和教练反馈的使用,确定了运动特有的伤害预防策略,如落地技术。第二,鼓励运动员在教练给出语言和视觉提示的同时使用意象来制定运动方案,而不是简单地遵循运动处方。第三,鼓励运动员评估动作,例如使用视频记录,并制定自己的预防策略。

这些项目证明有意识的练习和探索性的学习策略是有效的。它们的设计是为了克服薄弱环节,在不同的环境中重复运动,固化基本的运动模式,使其适应变化的环境。虽然教练已经确定了运动员需要做什么(例如,减少外翻膝关节的动作),但要由运动员自己来找到达到这个目标的最佳途径。从我们前几章所学到的知识,这种类型的训练不仅针对肌肉骨骼系统,也针对心理生理系统。

C 适当的运动可能会影响感觉系统的修复

关节和姿势稳定性训练旨在改善感觉和运动的整合以及整体的协调机制,但是,又出现了一个新的问题,即当感觉系统缺失时会发生什么,比如肌腱或韧带移植的情况。在韧带重建手术中,受损的韧带被切除,并由患者自己的组织代替,但不会替换神经系统组织。在 ACL 重建中,新的组织被固定在骨头上,然后等待愈合,组织中可能存在感觉末梢,但没有感觉神经元的神经支配意味着组织不能作为本体感受装置。然而,最近的证据表明,这些组织在几个月的愈合后可以重新神经化并提供感觉信号。例如,Tsuda 等人(2003)的研究表明,这些移植组织可以再生新的机械感受器传入途径和反射弧。现有的机械感受器可以生长出新的传入神经元,但尚不清楚是否也能生长出新的感受器。为什么有些人的感觉通路能够再生或者能很快地恢复,而另一些人却没有,这个原因目前尚不清楚,但是有一些证据表明再生的程度与所进行的康复训练的数量或质量有关。

虽然在损伤修复的情况下可能会发生神经再支配,但很少有证据表明训练会导致其他感官形态的变化。例如,没有证据表明肌梭内纤维肥大,但有一些动物研究表明肌梭内纤维代谢会改变。反射行为可能会发生慢性改变,可能是由于脊髓中更多的突触连接或者是由于脊髓上反射反应的增强。对于 GTO 通路的长期形态适应性尚不清楚。很明显,在改变感觉运动行为的过程中,知觉以及由此产生的对知觉的自动和非自动的自主性反应发生了变化。

四、总结与应用

肌肉骨骼损伤是在日常身体活动和体育运动中较为常见的损伤。这些损伤中最严重的是关节软骨或韧带的创伤性损伤。这些类型的损伤会导致组织机械性能的退化,以及感觉和运动系统功能障碍。以恢复功能为目的的康复计划和以预防损伤为目的的康复计划必须注重恢复组织完整性以及维持感觉和运动功能的表现。

关节和姿势稳定活动必须关注局部神经肌肉功能和全身运动行为,如改善运动控制。这种类型的训练称为关节和姿势稳定性训练,作为传统生理训练的必要补充,而传统生理训练的目的是为了提高力量、活动范围以及有氧能力等生理能力。关节和姿势稳定性训练是为了防止受伤,并使身体为生活中的竞争与压力做好准备。当直接用于防止伤害或为职业压力做准备时,它被称为硬化加工。

【参考文献】

[1] Hewett T E,Ford K R,Myer G D. Anterior cruciate ligament injuries in female athletes: Part 2,a meta - analysis of neuromuscular interventions aimed at injury prevention[J]. The American Journal of Sports Medicine,2006,34 (3):490 - 498.

[2] Myers J B,Lephart S M. Sensorimotor deficits contributing to glenohumeral instability[J]. Clinical Orthopaedics and Related Research,2002,400:98 - 104.

[3] Caraffa A,Cerulli G,Projetti M,et al,Prevention of anterior cruciate ligament injuries in soccer. A prospective controlled study of proprioceptive training[J]. Knee Surgery,Sports Traumatology,Arthroscopy,1996,4(1):19 - 21.

[4] Hewett T,Lindenfeld T,Riccobene J. et al,The effect of neuromuscular training on the incidence of knee injury in female athletes. A prospective study[J]. American Journal of Sports Medicine,1999,27(6):699 - 706.

[5] Tsuda E,Ishibashi Y,Okamura Y,et al,Restoration of anterior cruciate ligament-hamstring reflex arc after anterior cruciate ligament reconstruction[J]. Knee Surgery,Sports Traumatology,Arthroscopy,2003,11(2):63 - 67.

第十三章
绝对力量、爆发力、速度和敏捷性

一、绝对力量与爆发力

可以说,在大多数运动项目中,运动员最被公认的特征是力量和爆发力。展示力量和爆发力量的技艺,从投掷物到摔跤对手,从跳跃到举重,几乎在每一项运动中都无处不在,包括曾经被认为是有氧运动的项目。绝对力量和爆发力训练是运动成绩发展的必要条件,许多业余和学术期刊都致力于研究这类训练。

力量训练的基本原则在希腊早期就已经存在了,但关于训练变量的争论仍然相当激烈。本章的目的不是为了列出这些变量,而是关注力量和爆发力训练的已知情况,以及如何将这些变量应用于心理物理训练方案。

◖ 绝对力量和爆发力种类很多

绝对力量定义为在特定任务约束下一个人所能施加的最大力或力矩。这意味着绝对力量可以通过一次重复(one-repetition,1-RM)最大卧推、最大自主等距蹲举、在等速测力机上的膝关节伸展程度,或者一个人可以举起的岩石重量来确定。任务约束可能包括移动速度(例如,快速与等距)、移动类型(例如,同心与偏心,等惯性与等速)、姿势、肌肉活动,等等。在力量训练和调节中使用的爆发力被定义为力的速度,或力速度。最大爆发力等于所施加的力乘以运动速度的最大值。

绝对力量和爆发力有许多子类别,其中包括快速力量、低速力量、反应力量、爆发力和专项力量。快速力量是在最大速度下使用相对较轻的负荷(例如,小于最大强度的30%)产生的最大力量,而高负荷力量是在最大同心速度下使用高负荷产生的最大力量。快速力量和低速力量可以交替地标记为高速爆发力和低速爆发力。反应力量是神经肌肉系统承受拉伸—缩短周期收缩的能力,即承受高偏心负荷和快速偏心至同心逆转的收缩。爆发力是通过收缩时最快力量产生速率(rate of force develop-ment,RFD),或达到特定程度的力量所需要的时间来衡量的。专项力量涉及对特定任务技能和能力的功能性表现的衡量。例如,物料搬运评估使用的吊箱和排球运动员使用的垂直跳跃两步法都是对专项力量的测量。

绝对力量和爆发力的定义方式不同,是因为任务会要求两者有不同的变化,并且不一定能在其范围内通用。尽管有某些程度的转移量,但绝对力量和爆发力表现以及绝对力量和爆发力训练在很大程度上是特定的。

二、力量与爆发力产生的心理与生理机制

在基本运动学和运动生理学教科书中都有章节对力量的产生机制进行描述。简单来说,力量和爆发力的产生取决于肌肉质量、肌肉形态(运动单位类型)、伸展—缩短周期和其他弹性要素、生物力学和人体测量学特征以及运动单位行为的神经控制,包括肌内协调和肌间协调。这些因素中最重要的是神经因素,神经因素在产生不同形式的力量和爆发力时高度是可变更的。

训练的基本特征包括超负荷和特异性。高负荷以引起运动单位活动变化的训练被称为神经训练,低负荷训练是大量重复以诱导疲劳和肌肉生长的训练,被称为肥大训练,而在力—速度曲线中点的训练被称为峰值爆发力训练,有时还包括弹震式训练。

这些因素对力量的产生起到何种作用,主要从受控的实验室实验来确定,其中很少有在日常体育活动中使用肌肉力量的实验。例如,在对高水平运动员进行分类时,使用力量和爆发力测试并没有什么预测价值,也不能很好地将它们与速度和敏捷等其他能力联系起来。

在与力量和力量测试相混淆的问题中,这些问题与心理和技能方面的因素有关。通常以"增加兴奋感"或集中注意力为形式的认知策略有助于更大的力量产生,至少在新手和中级锻炼者中是这样。核磁共振成像证据表明,增加兴奋感策略可能会增加中枢神经系统的唤醒和激活,从而促进了神经运动指令。与技能相关的因素是评估和训练力量与爆发力中最具挑战性的因素,即使是最简单的力量测试方案也需要技术才能执行,而学习这种技术可能会显著增加力的输出。正是这些与技能相关的因素使得从实验室的力量测量到实际运动的力量表达的转换变得困难,进而引起功能性力量与爆发力测试。

三、速度与灵敏性

前面所提到的力量与爆发力以及即将研究的速度和敏捷都是运动员运动能力的重要组成部分。速度定义为线速度，以冲刺时间来衡量，通常用 100 米、40 米或 10 米跑测量。敏捷性的定义是指能够停止、开始和改变方向的能力，通常意味着能够以非标准步态横向移动的能力，如滑动步或卡里奥卡步。敏捷性是通过进行涉及变向动作和方向变化的测试来衡量的。快速是一个经常用来描述速度或敏捷的术语，但是它与敏捷的关系更大。快速是指加速度或可以达到多快的速度，特别是从静止开始加速。直线加速度是通过 0~5 米或 0~10 米的冲刺时间计算出来的，或者是通过短跑中的分段时间计算出来的。快速急停动作或快速变向加速都属于敏捷性的一种。

 敏捷性和加速度往往是彼此矛盾的

速度、加速度和敏捷性依赖于肌纤维类型和体型等许多生理能力。然而，曾经被认为是速度和敏捷预测因素的力量和爆发力，现在受到了质疑。膝关节等速伸展测试和深蹲测试等力量测试的预测速度和敏捷度表现的能力在很大程度上受测试方法和个人因素（例如，测试熟悉度）的影响，这使得预测非常困难。速度和敏捷之间的低相关性也揭示了这些能力的独立性。

在确定速度和敏捷性因素方面更具挑战性的是实验室运动环境和实际运动环境之间的差异。就像影响运动表现的任何潜在因素一样，敏捷性和直线速度是取决于环境的开放性技能。方向或速度的快速变化几乎总是来自外部刺激，因此运动具有反应时间。敏捷运动的速度不仅取决于反应时间，而且运动的质量也取决于反应期间的决策。最近的研究通过对封闭式技能敏捷性测试和开放式技能敏捷性测试的比较，证实了敏捷性的决策部分与运动部分是分离的两部分，并且决策部分是高水平表现更重要的预测指标。

四、力量、爆发力、速度和敏捷的决定因素

了解个人的需求以最大限度地进行训练和练习对于有效练习模型来说至关重要，而力量、爆发力和敏捷性是适合于有效练习模型的最难训练的技能和能力。根据 Newton 和 Dugan（2002）的研究，必须通过直接测试、专家讨论或通过科学文献搜索来确定这些运动的关键生物力学特征。收缩类型、动作范围和动作速度只是一些需要阐明的运动特征。对高水平运动员的分析可能会揭示出这些运动员所具备的某些素质，并为训练提供基础信息。

Ives 和 Shelley(2003)认为运动或特定任务的感知能力需要加以研究,包括反应时间、决策制定、环境稳定性和其他心理约束。像生物力学、环境和任务特定的约束一样,这些约束必须引入到训练环境中。

五、功能性行为能力与心理物理训练的兴起

一名足球边线队员从下蹲姿势进行爆发性动作需要考虑到多种环境、任务和个人具体的限制,这是一个精心设计的过程。站位、时机、对手的特点、比赛环境、队友的倾向、疲劳、伤病和欲望都是爆发性运动指令形成过程的影响因素。典型的实验室爆发力测量足以确定基本的肌肉能力,但不一定能在赛场上使用这些能力。对更具体测试的需求催生了功能性力量测试、爆发力测试和敏捷性测试,以及后来的功能性训练项目。

功能性力量训练和爆发力训练已经使用了几个世纪,事实上,将力量与环境隔离并将力量降低到训练的组成部分似乎是一个相对较新的现象。功能性力量测试和爆发力测试开始重新运用于运动康复,并蔓延到职业和体育领域,并且现在刚刚开始进入到健康领域。功能性测试的特点是将测试限制在实际行为中,例如,在运动环境中使用的力量测试,可能需要通过进行工作行为来测试,而不是直接进行肢体的力量测试。

C 心理物理训练增加了决策和注意力需求

最近,功能性测试和训练已经开始为进一步模拟现实生活的应用程序增加了心理限制。这些心理约束主要集中在决策和注意力上,这两者都是由意图驱动的。例如,当你去抢篮板时,垂直跳跃可以创造一个篮板球的意图以及注意力的集中。靠墙跳的训练模仿了排球网的物理屏障,并迫使运动适应。此外,这道墙也是一个需要注意力的障碍,它会分散人们对主要目标的注意力,并造成伤害威胁。

在前面的章节中介绍了设计和实施心理物理训练方案。Ives 和 Shelley(2003)提出了在运动相关的任务中识别心理和知觉约束的框架,并将这些约束插入到有效的力量和爆发力的训练方案中。心理物理训练不能替代直接针对生理适应的训练,也不能被认为是运动技能训练,而是两者之间的桥梁。

六、总结与应用

力量、爆发力、速度和敏捷性被认为是影响运动员成功与否的关键运动能力,然而它们与成功联系的性质和程度一直难以量化。此外,以力量和速度为基础的常规

训练项目并不总是能有效地提高运动成绩。我们认为,将在健身房里获得的能力转移到运动场上的一个主要问题是缺乏真正的功能性训练方法,即缺乏结合心理和物理方面的训练方法。

心理物理训练将任务和环境的感知方面纳入训练计划,从而使生理系统在心理和生理上都得到强调。知识渊博的体能师和教练能够将适当的任务和环境约束带入训练环境中,以最大限度地将能力转移。

【参考文献】

[1] Aasa U,Jaric S,Barnekow-Bergkvist M,et al,Muscle strength assessment from functional performance tests:role of body size[J]. Journal Of Strength And Conditioning Research,2003,17(4):664 - 670.

[2] Abernethy L,Bleakle C. Strategies to prevent injury in adolescent sport:a systematic review[J]. British Journal of Sports Medicine,2007,41(10):627 - 638.

[3] Abernethy P,Wilson G,Logan P. Strength and power assessment. Issues,controversies and challenges[J]. Sports Medicine,1995,19(6):401 - 417.

[4] Gabriel D A,Kamen G,Frost G. Neural adaptations to resistive exercise:mechanisms and recommendations for training practices[J]. Sports Medicine,2006,36(2):133 - 149.

[5] Ives J C,Shelley G A. Psychophysics in functional strength and power training:review and implementation framework[J]. Journal Of Strength And Conditioning Research,2003,17(1):177 - 186.

[6] Ives J C,Keller B A. Functional training for health. In:JK Silver & C Morin (Eds.),Understanding Fitness. How Exercise Fuels Health and Fights Disease [M]. Westport,CT:Praeger Publishers,2008.

[7] Jaric S. Role of body size in the relation between muscle strength and movement performance[J]. Exercise And Sport Sciences Reviews,2003,31(1):8 - 12.

[8] Marcovic G. Poor relationship between strength and power qualities and agility performance[J]. The Journal of Sports Medicine and Physical Fitness,1997,47(3):276 - 283.

[9] McGuigan M R,Ghiagiarelli J,Tod D. Maximal strength and cortisol responses to psyching-up during the squat exercise[J]. Journal of Sports Sciences,2005,23 (7):687 - 692.

[10] Nedeljkovic A,Mirkov D M,Bozic P,et al,Tests of muscle power output: the role of body size[J]. International Journal of Sports Medicine,2009,30(2):100-106.

[11] Nedeljkovic A,Mirkov D M,Markovic S,et al,Tests of muscle power output assess rapid movement performance when normalized for body size[J]. Journal of Strength And Conditioning Research,2009,23(5):1593-1605.

[12] Newton R U,Dugan E. Application of the strength diagnosis[J]. Strength & Conditioning Journal,2002,24(5):50-59.

[13] Sheppard J M,Young W B,Doyle T L,et al,An evaluation of a new test of reactive agility and its relationship to sprint speed and change of direction speed[J]. Journal of Science And Medicine in Sport,2006,9(4):342-349.

[14] Tod D,Iredale F,Gill N. 'Psyching-up' and muscular force production[J]. Sports Medicine,2003,33(1):47-58.

第十四章
功能性健康的心理和生理训练

一、一般人群的心理和生理学训练

功能性训练正逐渐从康复和运动场发展到健身中心供相对健康的成年人使用。在过去的功能性训练中并不包括心理训练，但在本章中，心理功能性训练和功能性训练是同义的概念。然而，这些概念的应用并不简单。在本章中，我们描述了功能性训练在相对健康的成年人中的应用，这些人通过训练来提高健康和日常活动表现，降低了受伤和跌倒的风险，并可以防止今后生活功能的下降。

 功能性训练始于目的

相对健康成人的功能性训练已经成为一种流行的训练模式，具有一定的特点。这些特征包括姿势与平衡、敏捷性、核心训练、自由形式的阻力训练（例如，药球和弹力带）、武术（例如，太极和瑜伽）和健美操套路。然而，这些特征都不能使锻炼计划具有功能性。区别在于锻炼的目的，而不是锻炼的类型。

功能性训练广义上被定义为提高现实生活中的身体表现的训练，也被称为日常生活活动。这些日常生活活动就是人们每天或每周都会做的事情。有些活动是在家进行的，比如起床、洗澡、养花、上下楼梯、做饭、抱孩子和做家务。有些活动是工作方面的，如计算机的使用、车辆的驾驶、工具和机器的使用、装配工作、消防和救援以及其他一些工作任务。其他活动是个人兴趣爱好或休闲时间进行的活动，人们常常在没有伤病的情况下有效地进行这些活动，但是先前的损伤或疾病以及过度使用和对长期使用的不适应与退化，或者由于衰老而导致的生物退化都可能会使这些活动变得困难。功能性训练旨在提高整体运动质量或特定的运动技能，使这些动作在现实生活中更容易、更自由、更有适应性、更舒适。

训练旨在改善功能性健康

与功能性训练相对应的是功能性健康，即一个人有效参与日常生活活动的能力，而不考虑任何潜在的病理或精神或身体疾病因素。适应性运动系统的特点是功能性健康，可以进行各种各样的动作，个体能够从事体育活动，这是丰富充实的生活的必要组成部分。功能性训练的首要目的是帮助人们，使人们在日常生活中能够自信地进行有效的动作，并且无论在家里还是在工作时或玩耍时身体都会感到舒适。

功能性训练的目的不同于传统的锻炼方案。传统的心血管和肌肉健身训练的目的是增强身体的基本生理运作，如增加心排血量，促进细胞新陈代谢，以及使肌肉组织肥大。增强生理系统无疑是一件好事，可以改善整体健康状况，降低疾病风险，但这并不意味着在日常生活活动中可以自动改善有效性和相对无痛性的功能。通过研究残疾样本，可以更好地理解生理机制和现实生活表现之间的关系。残疾样本是用于追踪从疾病到残疾的进展的世界卫生组织认可的一种模型。

残疾模型显示了功能性训练的目标领域

残疾模型描述了一系列的衰弱效应，从病理开始，然后逐渐损害、功能限制，并以残疾结束。病理即潜在的疾病或生理异常，其会损害组织或系统的运作，这些系统可能是生理的或是心理的。损害导致功能受限，即 ADLs 操作困难。如果功能限制扰乱了整个身体的功能，它就成为一种残疾。下图说明了该模型不是一个简单的连续体，因为从病理到残疾的进展是多种因素的相互作用，甚至可以逆向发展，如功能限制和残疾的情况下可导致运动性障碍疾病。同样的损伤可能导致一个人的功能受限，而另一个人的功能受限不同甚至没有任何损伤。病情发展与损伤的程度、其他损伤和并发症的数量、心理社会因素、适应功能障碍的策略以及许多遗传和后天的危险因素有关，这些因素会使人倾向于遭受更严重的后果。

传统医疗和锻炼方法主要解决病理和损伤方面的问题，这些问题可能会对功能限制和残疾产生积极的影响。在许多情况下这是正确的，但残疾模型的复杂性意味着即使病理或损伤恢复正常，功能限制和残疾可能仍然存在。康复标准中正常或可接受的内容仍可能包括对非对称运动或关节受限运动的容忍，并可能会因正常使用或传统锻炼计划而不断恶化。同样，病理或损伤往往无法逆转，只能迫使个人学会忍受慢性健康问题所导致的致残后果。功能性训练方法旨在解决功能性限制，并在较小程度上解决残疾问题，从而改善功能健康状况。

二、训练促进功能性健康

有两类健康问题可以从功能性训练中受益，一是治疗性健康问题，二是预防性健康问题。治疗性健康问题是已知健康问题（例如，骨关节炎和腰部疼痛）带来的功能限制。但治疗标签不应该被误解为健康问题严重到需要医疗护理，而且即使是成功的医疗干预后，许多挥之不去的健康问题仍然存在，抑或严重程度不足以让个人相信医疗干预是必要的（例如，扭伤脚踝、慢性腰背不适）。预防性健康问题包括最大限度地提高当前的运动能力和尽量减少未来功能限制风险的战略。在这一类别中一般是健康的个体为职业准备进行训练（工作强化和康复性体能训练），包括周末运动员在内所进行的针对娱乐活动的训练，以及那些试图防止以后功能衰退的训练，例如老年人的活动能力和预防摔倒。治疗和预防性功能训练之间有相当多的重叠，因为一个方案既可以解决当前的功能限制又可以预防功能进一步衰退。在老年人中尤其如此，他们往往需要解决当前的健康问题，并进行训练以防止摔倒等致残问题，这一情况在本章末尾的案例研究中进行了说明。

《治疗——肌肉骨骼和其他慢性健康问题》一书中讲到，即使面对疾病过程或可能导致许多运动问题的组织受损，治疗性功能训练也可以改善身体机能并减轻不适感。例如，关节炎、多发性硬化症、损伤或疾病造成的旧组织损伤、心血管疾病以及大量其他慢性健康问题，会导致疼痛和功能失调的运动模式会进而加剧功能障碍和疼痛。即使是被许多人认为只是轻微麻烦或只是正常老化的小问题，如肌肉疼痛、关节活动受限和肌肉无力，也可能导致功能障碍和疼痛的加重。这些健康问题中有许多是在老年人身上发现的，但中年和年轻人也绝不是不会出现此类问题。事实上，健身中心的大多数会员很可能通过锻炼来克服肌肉骨骼问题，类似的问题在蓝领和白领中也普遍存在。

大量的科学研究报告了功能性训练好的成果。工厂工人克服了慢性颈肩肌肉骨骼疼痛，中青年已经从腰痛中恢复过来并学会了如何处理关节疼痛。年轻运动员的膝盖和脚踝损伤患病率已经降低，腕管综合征和其他重复性劳损在办公室和工厂工人中得到缓解，骨关节炎和多发性硬化症患者的日常活动能力得到改善。功能性训练通过提高功能力量和运动效率来帮助因心肺问题而难以运动的人群克服部分残疾。这看起来的确是一个令人印象深刻的结果，但功能性训练并不能治愈一切。它在许多情况下也是无效的，例如，退化或损坏的关节结构妨碍了正常的关节运动范围。

《预防——预防跌倒和日常生活活动》这本书中提到，在过去的 20 年里，大量的报告普遍表明,预防跌倒的方案对相对健康的老年人和患有身心障碍的脆弱且制度化的老年人是有效的。这些方案通常包括多种策略以及功能性锻炼,如减少精神药物的剂量、安全教育和减少环境风险因素。近年来,有一些系统的综述对功能性训练的科学研究进行了总结。这些综述表明,功能性锻炼方案提高了功能性实验室测试的表现(例如,行走速度、握力、从椅子上站起来),但现实生活中的表现(例如,减少跌倒次数)一直难以衡量。太极拳在过去的 15 年里得到了广泛的普及,部分原因是一些研究显示它能极大地改善老年人的活动能力,但也没有显示出持续的积极效果。鹿特丹伊拉斯谟医学中心的 Verhagen 和她的同事所得出的结论是,部分问题在于,许多科学研究没有充分梳理出导致功能衰退的复杂性。研究人员同意有效的运动训练计划往往是多模式共同进行的(例如,力量、平衡和步态训练),并且有针对性。功能性训练计划的成功在很大程度上取决于该训练能否延续到现实生活的活动中。

如果有一件事从科学中出现,那就是在一个人如何对训练做出回应和训练适应如何转移到现实生活方面存在着很大的个体差异。一些人表现出显著的进步,而另一些人做同样的训练项目没有任何改进。这与标准的健身项目形成了鲜明的对比,在标准的健身项目中,绝大多数参加相同足够强度锻炼模式的参与者都实现了一些生理上的改善。这说明大多数功能性训练的科学研究缺乏提供个人训练处方的基本要素。著名的老年运动生理学家 Jack Rejeski 博士和他在维克森林大学的科学家同事们注意到,很难制定一个标准化的功能性训练计划,并且断言社会文化因素在影响现实生活中的表现方面的巨大作用经常被忽视。研究人员认为,功能性训练项目必须在实际训练背景下进行,切实解决人体在执行运动任务时出现的各种问题和症状。

三、功能性健康的评价

有效的功能性训练需要对客户进行仔细的评估和观察,以确定客户的个人需求、功能性训练计划的目标以及实现这些目标的练习技巧。不过,没有一种测试方法是万能的,也没有测试的黄金标准,因为功能障碍和需求因人而异。因此,有效的功能性训练项目,无论是治疗性的还是预防性的,都应符合以下标准,以改善功能健康:①确定个人需求;②适用于实际的身体上的挑战;③适合当前身体功能水平;④系统地增加身体上的挑战;⑤在用户最有可能发挥其功能的环境中对用户进行训练。这些标准正好适合个人、任务和环境的动态系统模型。

功能性健康评估从个人需求开始

确定个人需求始于功能性健康评估。有一部分过程非常具有挑战性,部分原因是大多数功能性健康评估协议(也称为功能性绩效评估)已经制定并用于不健康的人群(身体康复人群和体弱的长者)和特定的职业环境,而且可能对相对健康的成年人来说效果不佳。然而,通过查看功能性健康评估过程,可以发现几种用于相对健康人群的一般战略。

功能性健康评估的目的是了解哪些运动和任务是不正常的,为什么这个运动是不正常的,个人如何处理它以及最终个人目标。通常,根据问卷、病史和生活质量(客户当前状态、方式和原因)对客户进行主观评估以及基于功能性性能测试对客户进行客观评估(客户能/不能做什么)。最后,对主观和客观信息进行解释,以评估局限性和目标的确定性。

相对健康的中年人和高功能基础的老年人的功能表现评估是稀缺的,但是已经有一些尝试在虚弱和不健康的成年人的功能训练评估的修改的基础上,为这些个体的测试提供指导。因为在认为自己健康的成年人中,腰痛是很常见的情况,所以评估腰痛的危险因素是有必要的。

初步的健康筛查从病史和对客户与健康相关的生活质量的总体评估(如 SF—36)开始。SF—36 调查问卷测评了从身体功能和身体疼痛到心理健康和社会功能的八个维度。初步筛查的结果可能表明需要功能性性能测试,但即使不需要,也要进行有限数量的常规功能测试为以后的功能限制进行预测提供可靠的依据。此处提供的功能性性能测试具有合理的测试可靠性以及合理的有效性,可以预测以后会出现的残疾,并且能够区分功能较高和功能适中的个体以及老年人与年轻人。这些测试侧重于手臂和腿部的力量、姿势控制、平衡和步态。这里用标准值来描述它们,目的只是帮助读者了解测试的性质,因为实际测试和解释的结果需要一定的知识水平。在测试过程中仔细观察运动质量也至关重要。滑铁卢大学的脊柱生物力学专家,《腰背障碍——循证预防与康复》的作者斯图亚特·麦吉尔博士设计了几个腰部筛查测试,他的一个更简单的测试(也列出了参考值)同样用于提供信息。

相对健康的成年人的功能测试

总之,针对不健康的成年人和相对健康或体弱的老年人进行功能测试需要了解和熟悉功能评估,以确定适当的测试方法,可靠而安全地进行测试,并正确解释测试。健康中老年人和功能性性能较高的老年人的功能健康测试仍处于发展阶段,但一些步态、姿势和肌肉功能测试有望为功能性运动处方提供指导。

四、功能性健康的运动处方

许多运动疗法已作为功能性训练来传承,但运动模式只有在满足功能目的时才重要。为提高功能性任务成果而进行的训练需要了解执行活动的运动、环境和情况。功能性训练将实际活动的情景需求和约束引入训练环境,创造出训练超负荷和夸大情景需求和约束的情况。只有将环境状况和任务要求纳入训练计划中,训练才能真正发挥作用。

总体而言,可以通过基本健身、功能性活动挑战训练和自我效能提高来解决预防摔倒、一般活动能力以及特定 ADLs 的功能训练。为了克服特定的肌肉骨骼和慢性健康问题的功能训练需要采取其他步骤来培养运动模式,以减轻不适并避免使问题恶化。此步骤需要的内容超出了本书所能介绍的范围,因此我们将重点讨论三个基本步骤。

C 身体不适和体弱的人群基本健身必须是第一位的

首先讨论的是健身的基本组成部分(力量、有氧运动、柔韧性),尤其是在虚弱的老年人和不健康的人群中,在强调任务特定健康需求的同时,还应考虑到与后期功能下降密切相关的损伤。腿和手臂的力量是许多任务的重要组成部分,力量的缺乏会导致许多功能的衰退,因此腿和手臂力量可能是许多功能性训练计划的起点,然后增加一般的运动训练来专注于功能需求,以提高挑战性、可变性和不确定性水平。这项功能性的"移动性挑战"训练的目的是增强对现实生活环境所存在平衡威胁的反应,制定高适应性和反应迅速的姿势控制策略,提高运动的舒适度和有效性,并提高自我效能。移动性挑战训练中设计的策略借鉴了环境和任务问题以及测试中显示的功能障碍。例如包括在障碍物上和不稳定或光滑的路面上行走,旋转时携带不对称的负重,高速行走于人流,减少照明,双重任务挑战,例如,走路时进行交谈,边走路边伸展,以及上述的自由组合。该框架的前两层解决了与跌倒和移动性问题相关的多种生物学和功能性问题。

自我效能感的发展往往被忽略,应该将其纳入整个功能性训练的系统中,以促进将训练转移到实际生活环境和社会文化环境中。自我效能感,即一个人对自己有能力展现或执行任务的信念,对功能性健康和健康行为的自我调节(例如,坚持训练)起着重要作用。了解个体客户的自我效能感信念需要有目的的询问和细致的观察,是评估老年人和腰痛等慢性健康问题功能性训练需求的重要方面。自我效能感的训练可以包括教育课程,也可以只是一个精心进行的锻炼挑战,来培养掌控感和授权感。

姿势和平衡训练注意事项

姿势和平衡训练是许多功能训练项目的重要组成部分,但常常会被误解和误用。各种不同的平衡训练练习似乎在训练更好的自动姿势控制方面是有效的,但是像大多数功能性训练方法一样,这些技术也特定于所需的运动结果以及个人的心理和生理特征。例如,强调生物力学稳定着陆的跳跃和着陆训练可以帮助防止膝盖和脚踝受伤,但是计算机控制的平衡训练可能不行。某些类型的背部锻炼(无论是否进行社会心理干预)以及某些心理意象训练项目都已成功减轻了腰痛。运动训练和姿势意识方法可以成功地帮助上班族改变他们的动作,从而减少手腕和肩膀的重复性劳损,但坐在瑞士健身球上可能不会成功。成功的姿势和平衡技术之间的重要相似之处包括模仿实际任务要求和环境挑战的训练。

 功能性训练也适用于健康的成年人

对没有功能限制的健康成年人进行功能训练会怎么样?非特异性的功能性训练能否阻止以后的大规模功能衰退?目前,健康成年人通过摇摆板平衡练习、瑞士健身球训练和低强度武术练习等来进行姿势和平衡训练,但是,非特定训练不太可能防止多种潜在的缺陷。一般的姿势训练可以增强一些平衡机制,造成某些功能限制。有证据表明,具有挑战性的平衡项目可能有助于维持某些感觉运动系统(例如前庭运动),并减慢功能障碍的发展。在某种程度上,旨在克服障碍(例如,力量、耐力、柔韧性、敏捷性)的体能训练可能包括功能性挑战。通过这种方式,健身与运动技能和姿势控制融为一体,从而变得更加有用。即使功能改善是健身训练的第二要务,但功能性训练最好还是针对可能出现的普遍功能性健康问题。这些普遍存在的健康问题包括预防跌倒以及因背部和肩膀肌肉骨骼问题引起的限制。

没有绝对的最佳训练方式。太极可能有助于防止一些老年人跌倒,力量训练对一些人来说可能是更好的解决方案,而步态训练可能对其他人更加有效。身体意识和姿势训练已经被证明可以帮助工人克服工作中脖子和肩膀的疼痛,放松训练和一些形式的力量训练也可以达到这样的效果。这些干预措施在某些工人中没有取得成功。即使是一个理性的、以证据为基础的功能性训练计划也可能以无效告终。如果是这样,就有必要从不同的角度来处理这个问题,并不断尝试。无论如何,客户在日常生活的各个方面应用功能性训练理念的意识和意图是成功的重要因素。

五、总结与应用

只有在满足心理、生理和功能性健康需求的情况下,功能性训练才能真正地发挥功能。与基于运动和康复的训练一样,功能性训练从评估个人需求开始,同时考虑到环境和特定于任务的约束。对相对健康的人来说,评估功能需求和功能健康可能是一项挑战,但有越来越多的证据表明,这些人可以参加预防性功能训练,至少可以延缓或减少最终的功能衰退。

虽然锻炼计划应该从基本的健身开始来提高一般的健康和身体能力,但锻炼计划应该发展为更具有功能性的计划以提高具体的功能表现。重要的是这些方案,特别是针对那些功能衰退的方案,是以提高自我效能为目标的。

【参考文献】

[1] Verhagen A,Immink M,Meulen V D,et al,The efficacy of Tai Chi Chuan in older adults:a systematic review[J]. Family Practice,2004,21(1):107-113.

[2] Rejeski W,Brawley L. Functional health:innovations in research on physical activity with older adults[J]. Medicine and Science in Sports and Exercise,2006,38(1):93-99.

[3] Cress M,Buchner D,Questad K,et al,Continuous-scale physical functional performance in healthy older adults:a validation study[J]. Archives of Physical Medicine and Rehabilitation. 1996,77(12):1243-1250.

[4] Reuben D,Siu A. An objective measure of physical function of elderly outpatients. The Physical Performance Test[J]. Journal of the American Geriatrics Society. 1990,38(10):1105-1112.

[5] Tinetti M. Performance-oriented assessment of mobility problems in elderly patients[J]. Journal of the American Geriatrics Society,1986,34(2):119-122.